疼痛预防与康复丛书

总主编　王锡友　曹克刚

青少年特发性脊柱侧弯

主　审　杨克新

主　编　郭　伟

疼痛

中国健康传媒集团 ·北京

中国医药科技出版社

内 容 提 要

　　本书是"疼痛预防与康复丛书"之一。本书梳理了临床上大家普遍关注的脊柱侧弯问题，用简洁、通俗的语言，以问答的形式，从脊柱侧弯的基础知识、脊柱侧弯筛查问答、脊柱侧弯的治疗、脊柱侧弯启脊自正法、脊柱侧弯患者的饮食调理、八段锦与脊柱侧弯的预防与康复等 6 个方面进行了系统总结和详细论述。本书旨在向被脊柱侧弯困扰的患者及其家属客观全面地介绍脊柱侧弯疾病的相关知识，图文并茂，配有视频，适合基层医生、脊柱侧弯患者及其家属阅读学习。

图书在版编目（CIP）数据

　　青少年特发性脊柱侧弯 / 郭伟主编 . -- 北京：中国医药科技出版社，2025.7. --（疼痛预防与康复丛书）. -- ISBN 978-7-5214-5139-9

　　Ⅰ . R682.1

　　中国国家版本馆 CIP 数据核字第 2025CU8655 号

美术编辑　陈君杞
版式设计　也　在

出版　**中国健康传媒集团** | 中国医药科技出版社
地址　北京市海淀区文慧园北路甲 22 号
邮编　100082
电话　发行：010-62227427　邮购：010-62236938
网址　www.cmstp.com
规格　880 × 1230 mm $\frac{1}{32}$
印张　9
字数　207 千字
版次　2025 年 7 月第 1 版
印次　2025 年 7 月第 1 次印刷
印刷　天津市银博印刷集团有限公司
经销　全国各地新华书店
书号　ISBN 978-7-5214-5139-9
定价　**45.00 元**

获取新书信息、投稿、为图书纠错，请扫码联系我们。

总主编简介

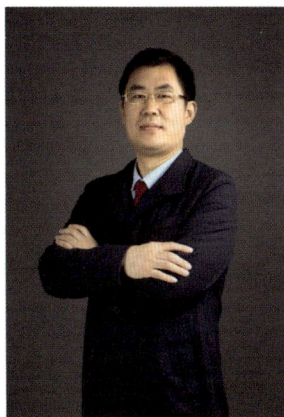

王锡友

　　北京中医药大学东直门医院推拿疼痛科主任，主任医师，硕士生导师，臧福科教授全国名老中医工作室继承人，北京中医药"薪火传承3+3工程"孙呈祥教授名医工作室继承人。现任中华中医药学会疼痛学分会副主任委员兼秘书长，中华中医药学会小儿推拿外治分会常务委员，中国民族医药学会推拿分会副主任委员，中国中医药信息学会治未病分会副主任委员，中国中药协会中医药适宜技术专业委员会常务委员，北京中医药学会疼痛专业委员会主任委员，北京市中西医结合学会宫廷正骨学术研究专业委员会副主任委员，北京医师协会疼痛专科医师分会常务理事，北京中医药学会按摩专业委员会副主任委员。现任《中国医药导报》杂志编委，《北京中医药》杂志审稿专家，《中国民间疗法》杂志编委。

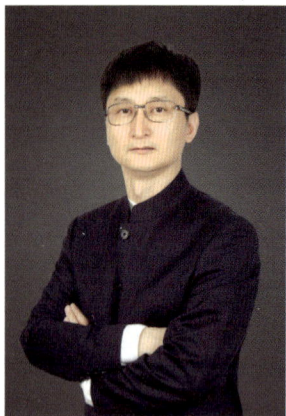

曹克刚

北京中医药大学博士研究生导师，博士后合作导师，北京中医药大学东直门医院中医脑病主任医师。北京市科技新星，全国优秀中医临床人才，首都中青年名中医，国家中医药管理局"青年岐黄学者"，北京中医药新时代125工程领军人才。长期从事中医药防治中风、头痛等脑系疾病的临床与基础研究。现任中国农村卫生协会中医药专业委员会副主任委员兼秘书长，世界中医药学会联合会脑病专业委员会副秘书长，中华中医药学会脑病分会常委，中华中医药学会信息学分会副秘书长，承担国家科技重大专项、国家重点研发计划、国家自然科学基金和国家科技支撑计划等多项国家级课题。

主编简介

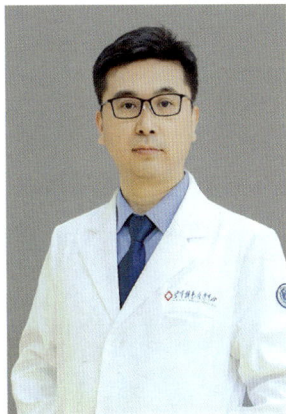

郭 伟

　　副主任医师，硕士研究生导师，现任国家中医药管理局脊柱软伤专病中心，空军特色医学中心正骨科副主任，担任全军航空航天医学专业委员会委员，全军骨科专业委员会骨质疏松与康复学组委员，非药物疗法委员会副会长，北京中医药学会按摩专业委员会常委，北京中医骨伤医学研究会理事。从事中西医结合保守治疗脊柱及四肢软组织损伤退变性疾病诊治工作24年，擅长颈椎病、颈源性头痛、寰枢椎半脱位、腰椎间盘突出症、腰椎滑脱、梨状肌综合征、特发性脊柱侧弯、产后盆底康复、肩关节慢性损伤、网球肘、退变性膝关节炎、踝关节损伤、扁平足等四肢关节软组织损伤及脊柱相关疾病的中西医结合保守治疗。

丛书编委会

总主编 王锡友　曹克刚

编　委（按姓氏笔画排序）

王　军　王　宾　王　福　王艺璇

王东峰　见国繁　牛宏田　史术峰

冉明山　任北大　闫超群　李京向

李建红　李焕芹　杨泽秋　沈　凌

沈　潜　宋连英　张　红　张　洋

张丁若　张立苹　张敬石　张智海

林宝山　国　生　周　扬　郑贤程

孟　薇　赵振海　徐佳音　郭　伟

韩　露　程灵芝　熊　涛　薛小娜

本书编委会

主　　审　杨克新

主　　编　郭　伟

副 主 编　张智海　见国繁　冉明山

编　　者（按姓氏笔画排序）

　　　　　于　潼（中国中医科学院广安门医院）

　　　　　王晶钊［少阳国医（北京）医疗健康科技

　　　　　　　　有限公司］

　　　　　见国繁（北京市平谷区中医医院）

　　　　　田子睿（空军特色医学中心）

　　　　　冉明山（北京大学首钢医院）

　　　　　任革学（清华大学）

　　　　　李　源（解放军总医院第九医学中心）

　　　　　李　鹏（美国生命大学）

　　　　　李建男（空军特色医学中心）

　　　　　杨子法（榆次区人民医院）

　　　　　张智海（中国中医科学院广安门医院）

林贵斌（北京市大白脊柱健康中心）

郑亦斌（北京市昌平区中西医结合医院）

郑春雨（河北省沧州中西医结合医院）

赵　平（空军特色医学中心）

郝长海（北京市大白脊柱健康中心）

郝泽瀚（北京市大白脊柱健康中心）

耿启砥（空军特色医学中心）

徐　耀［航天中心医院（北京大学航天
　　　临床医学院）］

郭　伟（空军特色医学中心）

郭家梁（青苗学校）

黄归毅（榆次区人民医院）

谭　荣（解放军总医院第九医学中心）

序

　　疼痛，这个看似平常却影响深远的感受，正悄然侵蚀着千万人的生活质量。头痛欲裂、颈肩僵硬、腰背酸痛、神经刺痛……这些挥之不去的困扰，让简单的日常活动变得艰难，让原本的活力与笑容蒙上阴影。特别是在当下这个时代，生活节奏快、工作压力大，再加上我们国家人口老龄化趋势明显，疼痛问题越来越普遍，也越来越复杂。很多人对疼痛的认识存在误区：要么觉得"忍忍就过去了"，结果小痛拖成大病；要么过度恐慌，病急乱投医。这都反映出，我们太需要科学、系统、实用的疼痛知识普及了！

　　正因如此，当我看到这套凝聚了国内疼痛领域众多顶尖专家心血的《疼痛预防与康复丛书》时，感到由衷的欣慰和振奋。它的出版，恰逢其时，意义重大。

　　第一，这套丛书"接地气"，解决的是老百姓最常遇到的"痛点"。它没有好高骛远，而是精准聚焦在偏头痛、三叉神经痛、肩臂痛、腰背痛等最常见也最让人烦恼的疼痛问题上。这些都是我们临床工作中天天碰到，患者反复诉说的痛苦来源。丛书针对这些问题，把深奥的医学知识掰开了、揉碎了，用大家都能听懂的语言讲清楚：疼痛是怎么来的？有什么规律？日常生活中哪些习惯容易诱发？核心目标就是帮助大家"识痛""懂痛"，不再稀里糊涂地忍受。

第二，这套丛书真正抓住了疼痛防治的"牛鼻子"——"预防"与"康复"。丛书名《疼痛预防与康复丛书》就点明了精髓，不只是告诉大家病了怎么治，更强调"没痛时怎么防，有痛时怎么科学地康复"。书中提供了大量来自专家临床实践、切实可行的建议：从日常怎么坐、怎么站、怎么动，到如何识别疼痛风险、早期自己判断，再到疼痛发生后的家庭康复锻炼、减少复发的方法。这就像给大家配备了一套"健康工具箱"，让每个人都能在专业医疗之外，主动管理好自己的疼痛问题，从"被动挨打"变成"主动防御"。

第三，这套丛书架起了医患之间沟通的"桥梁"。疼痛的感受很主观，医生诊断治疗，非常依赖患者准确描述自己的情况。这套丛书普及了很多疼痛相关的医学术语和基本概念，帮助大家能更清晰、更准确地跟医生交流自己的不适。患者明白了，医生解释治疗方案也更容易，这样配合起来更顺畅，治疗效果自然更好。可以说，这套丛书是促进医患同心、共克疼痛的好帮手。

第四，这套丛书的编写团队阵容非常强大，由北京中医药大学东直门医院、中国医学科学院阜外医院等国内顶尖医疗机构的权威专家领衔。像王锡友教授、曹克刚教授等，都是各自领域的佼佼者，既有深厚的理论功底，又有极其丰富的临床经验。他们亲自执笔，确保了内容的科学性、权威性和实用性。书中的建议，不是纸上谈兵，而是经过千锤百炼的实战经验总结。

朋友们，健康是幸福生活的基础，而远离疼痛是健康的重要保障。普及疼痛防治知识，提升全民健康素养，是我们建设"健康中国"不可或缺的一环。这套《疼痛预防与康复丛书》，正是响应这一国家战略的具体行动。它不仅是饱受疼痛困扰者的"及时雨"，也是每个关爱自身和家人健康者的"枕边书"。愿这套丛书如同一盏明灯，照亮大家认识疼痛、管理疼痛的道路，帮助更多人摆脱疼痛的困扰，重拾无痛生活的自在与尊严，享受健康、充实、有品质的人生！

唐学章

中华中医药学会疼痛学分会主任委员

2025 年 5 月于北京

前　言

在现代社会的激流中，快节奏的生活、繁重的工作压力以及不可逆转的人口老龄化趋势，使得疼痛——这种无声而普遍的疾苦——正日益成为侵蚀大众健康、降低生活质量的显著威胁。偏头痛、三叉神经痛、肩臂痛、腰背痛……它们如同无形的枷锁，困扰着无数人的日常生活，消磨着生命的活力与尊严。疼痛远非简单的"不适感"，其背后隐藏着复杂的生理病理机制。然而，公众对疼痛的认知常陷入误区——或过度恐惧，或麻痹忽视。

为了系统性、科学性地普及疼痛预防与康复知识，回应社会日益增长的健康需求，助力公众掌握健康主动权，我们编写了这套《疼痛预防与康复丛书》。本丛书围绕当下最为常见、困扰人群最为广泛的疼痛问题，组织了具有较高学术素养和丰富临床诊疗经验的国内相关领域权威专家编写，从而确保了内容的科学性、实用性、前沿性与普及性的高度统一。

本丛书以问题为导向，覆盖核心痛症，突出"预防"与"康复"，重视"未痛先防"与"既痛能康"，运用深入浅出、通俗易懂的语言，系统阐释各类常见疼痛的病因、发病机制和发展规律，旨在为不同人群提供切实可行的预防策略和康复路径。从日常生活中的科学姿势、合理运动，到风险因素的识别与规避；从疼痛初起的自我评估、正确应对，到康复锻炼的实用技巧。本丛书力求引导公众走出认知误区，建立科学、理性的疼痛观，从疼痛的被动承受者转变为自身健康的积极管理者。

本丛书的出版得到了各分册主编的大力支持，凝聚了所有编委的心血与智慧。他们不仅是各自领域的学术翘楚和临床大家，更是怀揣医者仁心、积极投身健康科普事业的躬行者。我们谨向所有参与编写的专家致以最崇高的敬意与最诚挚的感谢，是他们的倾力奉献、严谨治学和对读者疾苦的深切共情，成就了这套丛书。

由于时间所限，丛书编写过程中难免有不足之处，期盼各位读者在阅读和使用过程中对丛书的不足提出宝贵意见，以便将来再版时不断完善。

编　者
2025 年 4 月

编写说明

由于脊柱侧弯早期并没有明显疼痛，在孩子发育过程中，家长往往忽视了对孩子脊柱成长的观察，导致脊柱出现比较严重的畸形才被发现，孩子身心都受到很大的损伤。加强对脊柱侧弯的科普宣传，提高对脊柱侧弯的认知，做到早筛查，早诊断，早治疗，坚持训练，才能挺起中国少年的脊梁。

本书采用问答形式，系统介绍了脊柱侧弯相关问题。第一章讲述了脊柱侧弯的基本知识，让大家了解脊柱侧弯与什么有关，以及中医对脊柱侧弯的认识；第二章阐述了脊柱侧弯筛查常见方法；第三章介绍了脊柱侧弯的治疗方法，包括脊柱侧弯治疗概述、中药防治方案、中医正骨手法治疗、支具治疗、运动疗法、脊柱侧弯的手术治疗、随访与观察等内容；第四章中对脊柱侧弯启脊自正法进行了介绍，文中有相应手法操作图片及导引视频，可供参考；第五章分享脊柱侧弯的饮食调理；第六章介绍脊柱侧弯的预防与康复，详细介绍了传统导引功法八段锦。希望本书能解答读者对脊柱侧弯的疑问，并从本书中找到适合的治疗方法，早日康复。

因时间所限，书中难免存在疏漏或不足之处，敬请广大读者提出宝贵意见。

编　者

2025 年 3 月

第一章

脊柱侧弯的基础知识

第二章

脊柱侧弯筛查问答

第三章

脊柱侧弯的治疗

第四章

脊柱侧弯启脊自正法

第五章

脊柱侧弯患者的饮食调理

第六章

八段锦与脊柱侧弯的预防与康复

第一章
脊柱侧弯的基础知识

什么是脊柱侧弯？

得了脊柱侧弯有哪些危害？

脊柱侧弯如何分类？

青少年特发性脊柱侧弯的患病率是多少？

　　男女有区别吗？和身材、年龄有关吗？

特发性脊柱侧弯的发病机制是什么？

……

第一节　了解脊柱侧弯

❓001

什么是脊柱侧弯？

正常的脊柱从背部看是笔直的，从上到下应该是一条直线，并且两侧对称，不应有任何明显的弯曲或者弧度。脊柱侧凸（弯）指脊柱在冠状面上侧向弯曲、矢状面上生理曲度改变以及横断面上椎体旋转的三维畸形。国际脊柱侧凸研究学会提出采用 Cobb 法测量人体站立位下全脊柱冠状面 X 线片，若 Cobb 角 ≥ 10°，则称作脊柱侧凸。

> **知识链接**
>
> ### Cobb 角如何测量？
>
> 取患者站立正位 X 线片，确定侧弯脊柱的上下两端椎体，头端椎体上缘的垂线与尾端椎体下缘的垂线的交角即为 Cobb 角。若椎体的上下缘不清楚，可取椎弓根上下缘的连线，然后取其垂线的交角。

脊柱侧弯通常是脊柱的三维畸形，正面看脊柱可表现为 S 型或 C 型。此外，它还伴随着椎体的旋转，使得胸廓、腰背部肌肉及骨盆两侧不对称，如剃刀背、高低肩、背部不平等。

儿童、青少年脊柱侧弯已成为继近视、肥胖之后，危害我国儿童、青少年健康的第三大疾病。据统计，我国儿童、青少年的脊柱侧弯发病率为 1%~3%。先天遗传因素及现代儿童青少年的生活和学习习惯是导致发病的重要因素。

通常，10 岁以下儿童脊柱和胸廓发生严重、复杂畸形者，称为早发性脊柱侧弯（EOS），约占所有儿科脊柱侧弯病例的10%。由于早发性脊柱侧弯与其他类型脊柱侧弯在发病率、合并疾病方面存在着明显差异，因此早发性脊柱侧弯的治疗策略和预后同其他类型脊柱侧弯有明显不同。

其特点为：①发病年龄小，脊柱生长潜能大，尤其 0~5岁是脊柱发育的第一个高峰，导致脊柱侧弯进展风险高且进展迅速。②患儿年龄小，依从性差，无法很好地配合治疗尤其是保守治疗。③患儿心肺发育未成熟，严重的侧弯会导致患者心肺功能障碍，手术耐受能力差。④治疗周期长，给患儿家庭带来巨大的经济负担，且家长需要保持很好的耐心。

早发性脊柱侧弯包含了多种不同的脊柱病症，如先天性脊柱侧弯、神经肌肉疾病引起的脊柱侧弯（如脑瘫和肌营养不良症）、马方综合征相关的脊柱侧弯及病因不明的脊柱侧弯。早发性脊柱侧弯的临床治疗目标包括控制脊柱畸形的进展，最大限度地扩大胸腔容积，提升功能和健康相关的生活质量，尽量减少并发症，降低治疗的不良反应。

10 岁到骨骼发育成熟之间的结构性脊柱侧弯称为青少年特发性脊柱侧弯（AIS），临床最多见，是本书介绍的重点。

? 002

得了脊柱侧弯有哪些危害?

1 影响脊柱外形及生长发育

脊柱作为中轴骨,是人体对称自然美的基础。脊柱侧弯之后,使得周边的胸廓、肩胛骨、骨盆及下肢都会产生不平衡,从而导致双肩不等高、背部隆起、驼背鸡胸、骨盆不等高、双下肢不等长。此外,靠近颈部的侧弯还会产生难看的歪脖子。侧弯患者脊柱的活动范围较正常人也会受到限制。

2 影响生理健康

脊柱向一侧弯曲导致双侧腰背部肌肉长期受力不平衡,凹侧受到过度牵拉或压缩,最终导致患者腰背部的疼痛不适。部分先天发育畸形或者度数过大的脊柱侧弯还会对脊髓、神经等结构造成压迫,神经支配功能被损害,轻者或出现四肢的疼痛麻木,重者可能出现四肢感觉异常,甚至出现肢体瘫痪或者截瘫的情况。

3 危害心肺功能

脊柱侧弯会导致肺部发育缺陷,严重影响患者的肺部功能。严重的脊柱侧弯还会压迫胸廓内重要的心肺脏器,导致呼吸循环增大，肺动脉压力增高，心肺功能逐渐衰竭，是减少患者寿命的主要原因。

4 对平衡功能的影响

姿势异常可能与脊柱侧弯发病机制有关，脊柱的三维畸形影响头颅、双肩、肩胛骨和骨盆方向，进一步导致平衡能力下降，青少年特发性脊柱侧弯（AIS）患者往往伴有运动功能和感觉功能损害，感觉整合功能障碍可能是平衡能力下降的原因，本体感觉可能也存在异常。

5 危害胃肠功能

严重的侧弯或者后凸会压迫腹腔，导致患者食欲差吃不下饭，消化功能受到影响，营养状况差，长期如此对患者体质、抵抗力影响巨大。

6 对女性妊娠影响

脊柱侧弯导致肺功能降低、妊娠通气要求增高，对于侧凸角度＞75°或肺活量小于40%患者，妊娠并发症明显增多，常见并发症有呼吸困难和低氧血症，严重病例可出现呼吸衰竭和心力衰竭。

7 影响心理健康

当脊柱出现侧弯之后，儿童青少年的身体上会表现出不同程度的畸形，青少年时期正值心理敏感时期，身体上的缺陷难免会使患者产生心理上的自卑感，可能会导致孩子远离同龄人以保护自己，进一步加重心理负担。此外，脊柱侧弯孩子在同龄群体中可能遭受歧视和霸凌，对患儿心理、身体造成重大伤害。因此，脊柱侧弯儿童、青少年的心理状况需引起家长和社会的更多关注。

? 003

脊柱侧弯如何分类？

关于脊柱侧弯的分类，可按功能性和器质性划分为两种，也称非结构性侧弯和结构性侧弯。除此之外，也可按病因划分。

1 非结构性侧弯

非结构性侧弯指由于某些原因所致的暂时性侧弯，一旦原因被除去，即可恢复正常，包括姿势不正、癔症性、神经根刺激引起的侧弯。此外，还有双下肢不等长、髋关节挛缩以及某些炎症引起的侧弯。

2 结构性侧弯

结构性侧弯指伴有旋转的结构固定的侧方弯曲，即患者不能通过平卧或侧方弯曲自行矫正侧凸，或虽能矫正但无法维持。结构性侧弯包括以下几种。

（1）特发性脊柱侧弯 这是最常见的结构侧弯类型，占总数的 75%~85%，发病原因不清楚，所以称为特发性脊柱侧弯。最常见的表现为剃刀背畸形，具体表现为两肩高低不平，背部隆起呈剃刀背，一侧胸廓塌陷，一侧胸廓隆起，骨盆倾斜和跛行，也可仅见双肩不平和骨盆不平。根据发病年龄不同，特发性脊柱侧弯可分成三类：婴儿型脊柱侧弯（0~3岁）（IIS）；少年型脊柱侧弯（> 3~10岁）（JIS）；青少年特发性脊柱侧弯（> 10岁 ~ 骨骼发育成熟之间）。

（2）**先天性脊柱侧弯** 先天性脊柱侧弯是由于脊柱在胚胎时期出现脊椎的分节不完全、一侧有骨桥或者一侧椎体发育不完全或者上述2种因素混合，造成脊柱两侧生长不对称，从而引起脊柱侧弯。先天性脊柱侧弯往往同时合并其他脏器畸形，包括脊髓畸形、先天性心脏病、先天性泌尿系统畸形等，一般在X线片上即可发现脊椎发育畸形。

（3）**其他脊柱侧弯类型** 神经肌肉型脊柱侧弯可分为神经源性和肌源性，是指由于神经或肌肉方面的疾病导致肌力不平衡，特别是脊柱旁肌左右不对称所造成的侧弯。常见的原因有小儿麻痹后遗症、脑瘫、脊髓空洞症、进行性肌萎缩症等。

❶ 神经纤维瘤病合并脊柱侧弯。有高度遗传性，约占总数的2%。特点是皮肤有6个以上咖啡斑，有的有局限性橡皮病性神经瘤；畸形持续进展，甚至术后仍可进展；假关节发生率高，往往需要多次植骨融合，治疗困难。

❷ 间质病变所致脊柱侧弯。如马方综合征，有40%~75%的患者合并脊柱侧凸。特点是侧弯严重、常有疼痛及肺功能障碍，临床表现为瘦长体型、蜘蛛指（趾）、漏斗胸、鸡胸、高胯弓、韧带松弛、扁平足，以及主动脉瓣、二尖瓣关闭不全等。

❓ 004

青少年特发性脊柱侧弯的患病率是多少？男女有区别吗？和身材、年龄有关吗？

据统计，青少年特发性脊柱侧弯患者发病率在 0.11%~3% 之间，女性高于男性，且女性更容易发展为严重脊柱侧弯，随着 Cobb 角度增加，女性占比越来越高。特发性脊柱侧弯分型中，单胸弯患者最多，其次是胸腰弯、腰弯，双弯患者次之，多弯和双胸弯患者最少。临床工作中发现，脊柱侧弯患者多是瘦长身材、低身高体重指数（BMI）的青少年，尤其是女性更容易患脊柱侧弯，15 岁以后发病率最高。

❓ 005

特发性脊柱侧弯的发病机制是什么？

特发性脊柱侧弯是一种发病机制不明的脊柱畸形，其发病机制目前认为与下列因素有关。

1 遗传因素

特发性脊柱侧弯的流行病学研究表明，其发生明显受遗传因素影响。目前虽有不少资料证明遗传因素在特发性脊柱侧弯发生发展中的作用，但对其具体遗传模式尚不明了。

2 激素影响

特发性脊柱侧弯女孩的身高比同龄正常人组高，因此生长激素可能为病因学之一。有学者发现，生长激素和促生长因子的水平在特发性脊柱侧弯患者中明显增高。

3 生长发育不对称因素

生长发育不对称因素包括脊柱前后柱生长不对称，肋骨生长不对称和肋骨血供不对称，侧凸主弧的凹侧椎板、关节突和椎体发育异常。

4 结缔组织发育异常

在特发性脊柱侧弯的患者中可以发现，其结缔组织有胶原和蛋白多糖的质与量异常。但这究竟是特发性脊柱侧弯的原发因素还是继发因素尚未定论。

5 神经－平衡系统功能障碍

人体平衡系统的功能是控制作用于人体上的各种重力和维持在各种不同状态下的平衡，在这个平衡系统反射弧中的某个反射环节上出现功能障碍，脊柱就有可能发生侧弯来调整或建立新的平衡。

6 神经内分泌系统异常

有学者发现，切除松果体可诱发脊柱侧弯，这种侧弯可用褪黑素来预防。神经内分泌学说提出血清褪黑素的降低可能是发生脊柱侧弯的重要始动因素，并与脊柱侧弯的进展相关。

7 其他

临床观察发现，特发性脊柱侧弯人群的母亲年龄大于正常人，即高龄母亲的后代易患特发性脊柱侧弯，且进展快。另外，铜代谢异常在特发性脊柱侧弯的发生中也可能起着某种作用（铜是合成胶原的元素之一）。

?006

特发性脊柱侧弯的临床表现有哪些？

1 症状

AIS患者的表现是多种多样的，不仅有侧弯本身带来的疾病表现，而且还包括一些继发疾病和脊柱相关疾病的表现，主要包括以下几个方面。

（1）外观形态的改变　双肩不等高、背部隆起，严重者还有明显的身体倾斜、驼背和骨盆旋转，走路姿势也会发生改变，甚至由于双下肢不等长而出现跛行，女孩还会有胸部发育不对称等。

（2）运动能力下降　AIS患者脊柱两侧肌肉力量较正常青少年差，即使在参加一些简单体育运动时也会造成一定负荷，基至这种负荷还会反过来加重脊柱侧弯畸形。这样 AIS 患者会越来越少参加体育运动，肌肉得不到锻炼，力量持续下降，平衡能力和调节控制能力得不到发展，形成恶性循环。

（3）肺功能改变　脊柱侧弯畸形导致胸廓畸形，胸廓的扩张度和顺应性下降，胸腔容积下降，胸腔的负压作用减弱；气道也可能因为脊柱的畸形而产生改变，致使气道阻力增加。这两者都会对空气进入肺脏产生影响，从而降低肺的通气功能。肺脏因为胸廓畸形而受压，肺容积下降，顺应性下降，通气血流分配失衡，肺泡功能也受到一定程度的影响，最终影响肺脏的换气功能。

（4）脊柱相关疾病　脊柱侧弯畸形会改变内脏的正常位置，影响自主神经系统的功能，在临床上出现各种表现。例如，消化系统中的胃、十二指肠溃疡，神经性呃逆，顽固性呃逆，功能性消化不良以及儿童厌食症，胃肠神经官能症等。

2 体格检查

通过体格检查和一些特殊检查，可进一步准确诊断脊柱侧弯。其中最常用的是 Adam 前屈实验。当前屈实验阳性，脊柱测量仪测量角度＞5°时，可作为 X 线片检查的指征，并作为筛查的主要方法（后面章节中有专门介绍，在此不再赘述）。

一般根据上述检查收集的资料可对脊柱侧弯做出正确诊断和分类、分型，为制定治疗方案提供科学依据。

3 辅助检查

辅助检查方法有很多，最常用的是站位正位 X 线片检查，除此之外，脊柱测量仪、脊柱形态测量仪、Moire 云纹照相、CT 及 MRI、超声等检查手段也应用于 AIS 的检查。

❓007

脊柱侧弯常用的影像学检查有哪些？

对于脊柱侧弯而言，X 线片检查最为重要，一般借 X 线片的帮助能区别侧弯的原因、分类以及弯度、部位、旋转、骨龄、代偿度等。

1 X 线片

（1）**常规 X 线片**　常规 X 线片包括站立位的脊柱全长正、侧位 X 线片。球管到脊柱的投射距离为 2.5~3m。正位 X 线片要求上端看到下巴颏，下端看到股骨大转子。

（2）**仰卧位侧弯位片**　仰卧位侧弯位片可测定脊柱侧弯及旋转可以自行校正的度数。首先固定骨盆，使脊柱尽量弯向凹侧，然后向凸侧弯曲，分别摄前后位 X 线片。

（3）**牵引位 X 线片**　牵引位 X 线片让患者平卧 X 线台上，做头颈部与双下肢的反向牵引，摄正侧位 X 线片，用此片与站立位片相比较，相差的角度即为校正度。

（4）**特殊体位的 X 线片**　特殊体位的 X 线片由于弯度大，椎体重叠，不能看清脊椎的结构变化，有时连椎间盘也看不清，一般平片会掩盖许多先天性畸形。用 Stagnara 投射法，常可清晰区别先天性或特发性脊柱侧弯。在拍摄之前，在透视下旋转患者取看到脊椎最清楚时的旋转位置拍摄，所得 X 线片更为清楚。这是一种常用的方法。

（5）侧位片　侧位片可以看出脊柱是后凸畸形还是前凸畸形。它在识别半椎体、先天性分节不良方面均极为重要。

2 特殊造影

许多先天性脊柱侧弯患者，不但脊椎有畸形，脊髓本身也常有改变。脊髓造影可以发现脊髓纵裂、骨嵴形成、椎管狭窄等。对有截瘫的患者，脊髓造影更为重要，可以显出部分或全部脊髓梗阻，可以显示压迫脊髓的骨质部位和压迫程度。

3 CT 扫描和磁共振

CT 扫描和磁共振对于脊柱侧弯的诊断均有一定的帮助。磁共振可更有效地分清脊髓的病变，有无合并脊髓空洞症，但由于脊柱弯曲和旋转，横切面图像常不清楚。

？008

脊柱侧弯诊断标准是什么？

当侧弯角度 Cobb 角＞ 10° 即为脊柱侧弯。目前几乎所有研究都把它作为脊柱侧弯的诊断标准。AIS 即为病因不明的，发生于青少年时期的 Cobb 角＞ 10° 的，伴有或不伴有椎体旋转的脊柱侧弯。

　　治疗脊柱侧弯时，必须知道骨骼是否继续生长，而骨骼是否继续生长与骨龄有关。女孩骨骼生长发育成熟期为 16.5 岁，男孩则比女孩要多 15~18 个月。因此，要拍摄左手及腕的 X 线片，观察骨骺（特别是三角骨是否闭合）发育的年龄。此外，还需判断髂骨嵴骨骺是否成熟，可根据 Risser 方法进行判断。把髂前上棘到髂后上棘的总长度分为四段，由前向后数，前 1/4 有骨骺出现为 1 级，前 1/2 有骨骺出现为 2 级，前 3/4 有骨骺出现为 3 级，前 4/4 有骨骺出现者为 4 级，骨骺下方的软骨完全骨化融合者为 5 级。这个骨骺为全身闭合最晚的一个骨骺，闭合年龄为 24 岁。如果已经达到 5 级，说明脊柱骨不再发育了，侧弯畸形也就不再发展了。

?009

青少年特发性脊柱侧弯进展的共同规律是什么？

　　AIS 在成年前将进展是一公认的自然规律，其进展程度主要取决于生长潜能和脊柱侧弯的部位类型，其共同的规律如下所示。

❶ 发病越早，进展的可能性越大。

❷ 在月经前，进展的危险性较大。

❸ 发病时的 Risser 征越低，进展的可能性越大。

❹ 双弯型脊柱侧弯比单弯型更易进展。

❺ 脊柱侧弯发现时的度数越大，越易进展。

第二节　诱发脊柱侧弯的原因

❓001

姿势不良对青少年特发性脊柱侧弯有影响吗？

　　青少年特发性脊柱侧弯已经成为继肥胖、近视之后影响青少年健康的第三大"杀手"，而姿势不良是影响青少年脊柱健康的一个重要因素，国家卫健委编写的《儿童青少年脊柱曲度异常防控技术指南》中积极倡导儿童青少年培养良好的健康行为，纠正日常生活和学习中的不良姿势。尽管目前没有足够证据证明姿势不良与脊柱侧弯之间存在直接关系，但是近年的流行病学研究指出，青少年的不良姿势（握笔姿势不佳、写字姿势歪斜）、头部倾斜、高低肩，颈部前倾、翼状肩胛、驼背、骨盆倾斜、长短腿、O 形腿、X 形腿、扁平足、高弓足、步态异常等都是影响脊柱侧弯的重要因素。身体姿势异常不仅会影响外观，还会导致头痛、颈肩腰腿痛。不正确的姿势会增加椎间盘压力，导致椎间盘退化，引起疼痛。姿态异常还会引起青少年生理、心理健康的变化，影响精神面貌，严重的姿势异常会减低青少年自信，不利于青少年身心健康的发展。因此，尽早发现姿势异常并及时纠正是十分重要的，家长和老师应该监督和开展体态的健康教育，防患于未然。

其中，坐位姿势（写字姿势）不良与脊柱侧弯相关性最大。青少年由于学业压力很大，作业时间过长和电子产品的普及，每天需要坐 10 余个小时，户外活动明显减少，肥胖或者"豆芽菜体型"越来越常见，这些都会影响脊柱发育，长时间久坐会引起头部前探，颈曲变直或反弓，背部肌肉伸展，胸椎后凸增加，腰曲前突减少，骨盆后倾。调查结果表明，不正确的坐姿在学龄儿童中很常见，极大地影响了脊柱矢状面的发育，异常坐姿如后仰、前倾、旋转脊柱、歪斜肩部等会影响躯体肌肉活动，使身体稳定性下降，造成脊柱内外、动静力平衡失调。

脊柱弯曲异常又势必影响读写姿势，进而导致视力不良的发生，视力不良又增加了脊柱弯曲异常的风险，二者存在一定的相关性。脊柱弯曲发生原因包括习惯性姿势、桌椅高矮不适合、体力活动缺乏等，这些病因同时也是近视等视力不良的成因。由于二者的病因具有同源性，当存在以上致病因素时，学生发生脊柱弯曲异常和视力不良的概率都将增大。写字时正确坐姿建议为：端坐位，眼睛距离书 1 尺（约 33.33cm），胸口距离桌子 1 拳，手拿笔距离笔尖 1 寸（约 3.33cm）。

❓002

课桌椅不合适会增加脊柱侧弯的风险吗？

如前文所述，学生坐在与自己身高不适合的课桌椅上，会增加患脊柱侧弯的风险。在所有学生特别是男生中，一定频率地调换班级座位可以降低脊柱侧弯的风险。中小学生若长时间坐在同一位置，保持相同的坐姿，会使躯干不对称，出现脊柱侧凸，并导致儿童整个脊柱的腰椎前凸和胸椎后凸减少，进而诱发脊柱侧弯。定期改变学生的座位是一个易于实施且低成本的预防措施。现在儿童身高普遍增高，需要可调整高度的课桌椅，以不驼背为标准，适应青少年逐年增高的身高。

❓003

体育运动与脊柱侧弯有关系吗？

缺乏运动锻炼容易导致背部肌肉松弛，不足以维持脊柱的正常生理曲度，从而造成脊柱侧弯。但优势侧用力比重较大的运动项目也会造成脊柱两侧肌肉力量不均衡。因此，青少年在运动项目选择上应优先选择对称性运动项目。

? 004

背包对脊柱有影响吗？

背包过程中，人体重心会由于外部负荷而发生改变，为了自身平衡和稳定，人体步态和姿势必然会调整，如果长期不正确背包，则容易引起姿势异常，背包的重量、时间、类型、负重方式对于脊柱健康都有很大影响。背包重量与脊柱前凸、后凸、侧弯及肩下垂发生率相关，如果书包重量大于体重10%~15%会引起一系列肌肉骨骼疾病，建议小学生书包重量不超体重的15%，脊柱侧弯患者平衡能力下降，适合低负荷量的背包。背包位置接近人体重心时，需要较少的姿势调整来保持身体的稳定性，建议背包重心在腰部或者髋部等较低水平为好。

背包的方式：单肩背包时支撑肩膀明显上耸，骨盆前后倾增加，脊柱侧屈运动增加，因此经常单肩背包容易疲劳。所以建议双肩背包，脊柱侧弯患者若须单肩背包，则应避免在凸侧背包。

❓005

眼部疾病与脊柱侧弯有关吗?

AIS 患者的视觉和躯体感觉会对平衡功能造成影响,视觉反射障碍会导致腰椎多裂肌和臀中肌异常的补偿动作增加,脊柱的解剖位变形,造成肌力不对称,导致动态平衡控制破坏。

此外,颈椎局部矢状位序列的改变会导致视线仰角增大,前视平衡被破坏,个体只有通过减少 $C_1 \sim C_2$ 角才能够重新获得前视平衡。同样,视平衡紊乱也会引起椎体位置的代偿性改变。

有研究认为,姿势控制障碍是脊柱侧凸的病因之一。研究发现,AIS 患者伴有姿势反射和视觉反射障碍,由于这些障碍使得外界信息的传入和 / 或脑干整合障碍,导致姿势控制障碍,从而发生脊柱侧凸。研究还发现,侧凸的严重程度与平衡异常的严重程度相关。

当涉及直立姿势控制的问题时,前庭、视觉和躯体感觉输入的多感觉系统受到干扰。当患者存在视觉缺失时,头部位置感觉差,斜视患者保持姿势平衡的能力非常弱,存在本体感觉失调和肌肉骨骼畸形,脊柱冠状面侧凸的患病率增高。具体眼部疾病与脊柱侧弯的关系如下所述。

1 脉络膜厚度与脊柱侧弯

AIS 患者的脉络膜厚度较正常人薄,低脉络膜厚度与脊柱侧弯角度增加有关。目前已知褪黑素较低水平是 AIS 的发病机制之一，高血压患者的褪黑素水平较常人低，且高血压会导致脉络膜厚度下降。由此反推出一个结论，AIS 患者脉络膜厚度较正常人薄。

2 Goldenhar 综合征

此病也称小儿眼 – 耳 – 脊椎综合征，其最早揭示了眼部疾病与脊柱侧弯之间的关系。Goldenhar 综合征导致面部不对称，引发单侧眼球受累，进而导致斜视、双侧视轴不对称等眼科疾病。长时间的双侧视轴不对称极有可能加大脊柱侧弯的患病率。

3 斜视与脊柱侧凸

斜视患儿的脊柱侧凸主要以胸段脊柱侧凸为主，侧凸类型以右胸凸为主，Cobb 角主要集中在 10°~19°，属于轻度脊柱侧凸。

? 006

下颌、牙齿咬合问题与脊柱侧弯有关吗？

骨性下颌的偏歪与脊柱侧弯和躯干失平衡之间存在密切相关性。这可能是由于下颌骨的不对称导致长期的非生理性咀嚼运动，使颌面部肌群特别是维持下颌骨位置的姿势肌之间肌力不平衡，导致颈项肌群的动态或静态平衡失调，头颅和颈部首先出现姿势异常，特别是位于枕骨、枢椎之间的各组肌群，因头部频繁的旋转点头活动等更易出现肌疲劳、肌活动不协调。而头颅和颈部的正确姿势对控制全身姿态、保持头颈部活动平衡十分重要。颈、项部与肩胛骨、脊柱直接联系的肌群如受波及，将导致双肩不等高、两肩胛骨不对称，即躯干失平衡，身体平衡功能的受损也可能导致姿势倾斜。久而久之，就会引起脊柱侧弯或生理性弯曲度异常等变化。下颌关节紊乱病与颈椎功能紊乱的相互关系为下颌关节紊乱病与姿势肌链、神经生理改变、牵涉痛都有关。

咀嚼系统神经传导及解剖结构与脊柱具有密切关系。AIS患者牙颌畸形更为常见，且咬肌肌容积更小，但双侧无明显的不对称性。研究表明，发育型偏颌畸形患者颈椎正位X线片显示颏部及第4~6颈椎棘突偏离中线程度大于正常人，人为造成咬合干扰可检查到上段颈椎及骶椎关节运动异常，正畸治疗中长期升高咬合垂直距离会导致颈椎位置的异常等。

❓007

听觉和迷路系统问题与脊柱侧弯有关吗？

AIS患者的听觉系统存在感知和认知不对称或偏侧化。研究发现，左耳与右耳的听力接收存在不对称性，左耳的接收反应低于健康个体，会造成脊柱曲线的改变。

迷路敏感性差异指凹侧和凸侧迷路对刺激的反应有明显差异。右侧凸者右侧迷路较敏感，左侧凸者则左侧迷路较敏感，这种反应的差异可能是由于迷路敏感不对称或者是在脑干水平姿势控制不对称所致，可能正是这种不对称导致 AIS 的发生。姿势控制系统和人体生长发育第二个高峰处于同一时期，而且 AIS 期进展最快，因而视觉前庭系统的异常亦有可能是 AIS 的继发性改变。

? 008

异常步态对脊柱侧弯有什么影响？

1 正常步态

所谓步态，就是人类直立行走过程中保持的连续性动作及其姿态。步态是通过骨盆、髋、膝、踝和足趾的一系列活动完成的连续性动作，每个宝宝的步态都是经过学习而获得的，因此，每个宝宝的步态都不尽相同。

正常步态应是平稳、协调、有节律的，由两腿交替完成。在这个过程中，孩子的身体应该基本保持在两只脚之间的支撑面上，躯体平衡，而且没有过度摆动。正常步态必须包括三个过程：支持体重，单腿支撑，摆动腿迈步。

2 异常步态

步态发育异常指正常儿童在成长发育过程中，由于遗传、不正确的养育方式、穿不合适的鞋子等因素，导致下肢结构和功能失常而引起运动和平衡功能减低，进而产生异常的代偿运动。儿童步态发育异常主要包括扁平足、拇外翻、足外翻等足部结构和形态的异常，以及内八字、外八字、O型腿、X型腿等下肢力线排列的异常。当儿童出现以下情况时，应及早就诊，避免严重程度的加深而造成不可逆的影响。①2周岁后O型腿仍未消失。②3周岁后足弓仍未发育完全且父母双方或一方存在扁平足。③5周岁后X型腿程度未随年龄增加而改善。④内、外八字步态且程度未随年龄增加而改善。⑤出现拇外翻、足外翻等足部形态结构异常。⑥双侧姿势、形态不对称。⑦存在踮脚走路、容易跌跤等其他异常问题。

正常的下肢骨骼发育取决于正确的生长刺激。初生婴儿的肢体是屈曲的，通过正常的发育，骨骼、关节和肌肉续渐成长。下面介绍5种常见的小儿骨骼发育问题，包括O型腿、X型腿、扁平足、八字脚以及脚尖走路。

（1）O型腿　医学上称为"膝内翻"，指双踝关节并拢且伸直膝关节时，双侧膝关节不能靠拢。初生的婴儿都有少许O型腿，这种现象是正常的。外观上婴儿的膝内翻现象在2岁时会变直，3岁时膝外翻现象最明显，随着年龄的增大，外翻的角度会慢慢减少并会于9岁时停止。O型腿不但影响外观，还会因膝关节内侧受力过大而引起膝关节疼痛，因膝关节变形，踝关节和足部会被迫内翻，着地点会集中在足底外侧而引起足底外侧皮肤硬化，鞋的外侧也很快会被磨损。由于O型腿会随着年龄而改变，所以一般没有治疗的迫切性，医生一般都会叮嘱患者定期观察骨骼的变化。一些强化膝关节的运动如踏单车和踏楼梯可增强膝关节的稳定性，从而提供更佳的保护。

（2）X型腿　医学上称为膝外翻，指双膝关节并拢且伸直时，双侧踝关节不能靠拢。

（3）扁平足　又称平足，指任何骨、韧带、肌肉生理异常，导致足内、外侧纵弓和横弓出现塌陷或消失。婴儿及儿童的足弓由于未发展成熟一般都比较扁平，经正常的生长，足弓会渐渐发展并约于6岁时成形，如有家族遗传、韧带过松或其他足科病变（如先天性足关节融合）的问题，足弓便不会形成。扁平足亦常见于肌肉张力低的儿童，由于他们的肌肉处于低张力状态，足弓没有足够的承托。其常见功能障碍有：扁平足、足内侧疼痛、不能单脚跳、跑步或跳动困难、容易疲劳。

（4）八字脚　分为内八字和外八字。内八字的人，走路时足尖相对；外八字的人走路则正好相反。

❶ 股骨内旋：5岁以下的儿童可能出现内八字走路的情况，大部分成因是坐姿不正确（如以"W"形坐在地上）和股骨内旋。股骨颈与膝关节纵轴形成的角度随着骨骼的生长会逐渐减少至正常水平，假如因股骨病变或坐姿不正，此角度便不会减少，从而导致内八字脚。股骨内旋的临床检查：检查者将患者的髋关节向内及向外旋转，然后比较两者的差别，如股骨内旋过大，髋关节内旋幅度会过大而外旋过小。

❷ 胫骨内旋：胫骨内旋可发生于坐姿不良，也有可能是结构性的问题，需要定期检查。如有过紧的软组织，通过运动把其拉松后，有助改善胫骨内旋的情况。

胫骨内旋的临床检查：患者俯卧，膝屈曲90°，然后检

查者度量脚掌与大腿的相对角，正常情况下此角是 10°~15°
向外。

❸ 前脚掌内收：前脚掌内收也可导致内八字脚，通常是
遗传或先天变形造成的。内八字脚除影响外观外，患者双脚容
易互相揿撞而引致绊倒。此外，由于下肢处于内旋位置，肌肉
不能发挥最有效的功能，导致跑步及跳跃困难。

（5）脚尖走路 脚尖走路可发生在婴儿初学走路时，即
约 1 岁时，此现象可能只持续数个月，大部分婴儿脚尖走路情
况都会自然消失。治疗师和医生还要检查患者是否患上其他疾
病，如脑性及神经系统毛病。脚尖走路患者小腿肌肉疲劳、疼
痛，走不平路面时容易跌倒，不能蹲下，鞋头很快便磨损。

错误的用眼会导致近视，同样，错误的步态也会对身体
骨骼健康造成伤害。错误的步态不仅影响身姿美观，更会影响
骨骼关节发育，造成骨盆前倾、脊柱侧弯等严重问题。错误的
步态不仅会让孩子身姿歪斜、运动能力低下，还会大大增加
孩子运动受伤概率。按照人的正常生长发育，宝宝 0~1.5 岁时
呈轻度 O 型腿，2~4 岁时呈轻度 X 型腿，或是有内八、外八、
扁平足等，有些会随着发育而得到改善，而有些却越来越严
重，如果不及时进行康复干预，错过最佳治疗和纠正时期，将
影响孩子一生。

? 009

常见的踝部与足部损伤对脊柱侧弯有什么影响？

踝部与足部损伤有很多原因，包括筋膜、韧带、肌肉、骨关节、神经等损伤，继而影响全身。踝部与足部很容易遭受直接或间接的机械性外伤，导致严重外伤的原因可能是局部的相对应力较大，如内翻扭伤、第 5 跖骨茎突骨折或踇趾的严重过度伸展。

慢性外伤的原因可能是长时间小幅度应力的积累，导致局部泵血能力降低，进一步导致足底筋膜炎、腓骨长短肌肌腱相对于腓骨移位、胫骨前肌肌腱疾病、胫骨后肌肌腱疾病、足跟骨刺或跖骨痛症。

通常，由微小创伤导致的应力损伤与足部关节或下肢近端部位异常对位有关，异常对位可能会加重或产生肌肉与支持的韧带及筋膜过度运动性疲劳代偿。由于足部的高频使用，许多与应力相关的情况会诱发炎性反应与疼痛。了解踝部和足部解剖学与运动功能学状态是理解相关病因病机及力学的先决条件，而进一步了解足部气血在人体中的重要性则更为重要。足部不承重和足部固定在地面上时的肌肉与关节配合也必须掌握。此外，踝部及足部运动学与下肢更近端部位的运动学对全身力学的对立统一影响也是要着重思考的。以下问题介绍的是足踝疾病对脊柱侧弯具体影响。

❓010

足弓绞盘机制对脊柱矢状位曲度有什么影响？

足弓呈穹隆形，更准确地说，它是由三条边组成的穹隆三角面。为了区分功能，通常把足弓分为内侧纵弓、外侧纵弓、横弓。足的弓形结构在出生时并不存在，而是随着年龄的增长而发育。大多数人的足弓大约在 4 岁时发育。

❶ 内侧纵弓：是足最大的纵弓，体现了足内侧的长度。当人们说到"足弓"时，通常指的是此"足弓"。

❷ 外侧纵弓：体现了足外侧的长度，没有内侧纵弓那么高。

❸ 横弓：此弓横跨足部。

临床中，足弓是由无数条纵弓和横弓构成的扇形穹隆面。

注：由于足的骨骼和关节以及周围软组织常共同发挥作用，因此影响 1 个足弓的运动往往会影响其他 2 个足弓。想要更好地理解影响足弓高度的足部运动，可以从分析踝足部关节及组织旋前和旋后来得知。如果 1 个足弓下降，那么其他 2 个足弓也都会下降。如果 1 个足弓抬高，那么其他 2 个足弓也都会抬高。

足底筋膜与趾屈肌腱群对人体后侧软组织链条有很重要的作用。走路过程中，推离地面（即脚趾离地）时，跖骨在跖趾关节处伸展。因为足底筋膜附着在趾屈肌腱上，其在跖趾关节周围牵拉变紧。足底筋膜的这种张力有助于稳定足弓，使足变得更稳固，这在行走或跑步中推动身体向前时很有必要，通常称绞盘机制。绞盘是用来拉起船桅的牵引装置，它由 1 根绳子缠绕在滚轴上，随着绳子的绞紧提拉船桅。跖趾关节就像滚轴，足底筋膜就像绳索。当足底筋膜在跖趾关节周围拉紧时，就会变得紧绷，并拉动足弓两端，进而增加足弓高度。如果这种机制功能降低，可通过观察足弓及足底筋膜形状，推测足底筋膜及跖屈肌群受力，并改善其张力。足底软组织可沿人体后侧肌群间接影响脊柱深层小肌肉群张力（此机制是相互影响），因此当跟腱断裂，后侧软组织链条上出现不适，出现曲度代偿时，需要综合调整，不然只关注局部会反复代偿，难以为定。

❓011

距下关节对脊柱有什么影响？

跗骨关节位于足的跗骨之间，足的主要跗骨关节是距下关节。距下关节，顾名思义，位于距骨下。距下关节位于距骨和跟骨之间，因此距下关节也被称为距跟关节，有时也被称为下踝关节。

距下关节运动主要是围绕斜轴的斜面旋前（外翻、背屈、外展）或旋后（内翻、跖屈、内收）的轴向运动，距下关节的运动轴是倾斜的，偏离水平面前下方 42° 和矢状面前内侧

16°。此运动在重力位可影响膝关节、髋关节、骨盆，导致脊柱的双侧或单侧旋内及旋外方向的受力，也可以出现自上而下的相互影响。这也是为什么脊柱侧弯错综复杂的原因，若在治疗期间只关注局部结构，忽略了整体及气血，甚至内脏的变化，则疗效可能无法达到预期。

? 012

踝关节扭伤外力对脊柱侧弯有什么影响？

由旋前或旋后引起的踝关节损伤，与下胫腓韧带和骨间膜与踝关节近端结构有直接关系。这种结构多见于踝部极度旋后受伤后，例如，高处落地后或着地踩异物，极度暴力背屈、内翻，内收踝关节会导致踝穴向外释放空间，导致多个周围组织损伤。外伤致踝穴增宽及腓骨关节移动会损伤下胫腓韧带和骨间膜，即所谓的高位踝关节或下胫腓扭伤。除背屈、内翻、内收损伤外，许多高位踝关节扭伤的常见损伤机制中合并施加于距骨的过度旋后扭转力。

从运动力学的角度来分析，这种极端的活动可能发生在跳跃中踝关节旋后着地时，身体和小腿同时向中线快速旋转。通常，这种暴力的活动中也涉及踝穴的过度旋后而非单纯外翻。此类损伤在临床常伴有胫腓前韧带拉伤，以及三角韧带损伤，三角韧带同时影响足舟骨位置变化。足踝旋前扭伤较少见，但一旦受伤，较旋后损伤修复时间长。这种旋后及旋前的力，会沿着软组织向近端传导，继而影响膝关节、髋关节、脊柱及全身。旋前或旋后的扭力会通过力矩的增加而变大，临床中大都关注脊柱侧弯矢状面变化，忽略了侧弯伴随旋转的综合变化。足扭伤传递的综合力是分析脊柱侧弯必不可少的决定因素之一。

?013

距舟关节失稳或变形对脊柱侧弯有什么影响？

距舟关节（与跟骰关节合并成跗横关节，位于跗横关节内侧）类似于球窝型关节，为足部内侧纵向及前后力线起到承上启下、承前启后的重要作用。这种活动性主要表现为中足和前足相对于后足的扭转（内翻和外翻）和弯曲（内收和外展）以及上下（背屈和跖屈）。

一旦距舟关节失稳或变形，整个足弓将"坍塌"，足弓塌陷，足会自下而上传递旋前的扭力，膝部外翻代偿，股骨内扣代偿，脊柱纵向及横向旋转受力不均，脊柱及周围软组织侧弯旋转代偿增加。脊柱侧弯患者距舟关节功能异常很多见，至于是前后还是上下力学传导的原因，还是软组织功能下降，以气血为主因，均需综合考虑。往往先天不足的患者多见。

?014

跟骰关节扭伤对脊柱侧弯有什么影响？

跟骰关节（与距舟关节合并成跗横关节，位于跗横关节外侧）是由跟骨的前外面和骰骨形成的关节。每个关节面都成弧面，接触面形成一个互相交锁的契合体，可防止滑动。跟骰关节的相对稳定性为足的外侧（纵向及前后）柱提供了稳定性。

在临床中，踝关节旋后扭伤，跟骰关节间隙及位置往往会发生变化，影响足踝部屈伸及旋转功能。跟骰关节功能异常，足外侧纵向及旋转功能均会受到影响，继而导致动能性双下肢不等长或旋转代偿增加，直接导致脊柱侧弯性代偿。

?015

距下关节对跗横关节（跟骰关节和距舟关节）的稳定性如何影响脊柱的稳定？

距下关节和跗横关节的运动占整个足部旋前和旋后运动的大部分，它们几乎同时发生，由于距下关节的距骨也是跗横关节的一部分，因此，在负重期间足舟骨和骰骨以及距骨、跟骨都要在跗横关节处运动。整个中后足运动直接影响脊柱的屈伸及旋转能力，过度稳定或者过度灵活均会通过下肢力线直接影响脊柱不同节段的功能，同样脊柱功能异常也会反向传导给足部。这种耦合关系在脊柱侧弯三维立体模型中至关重要，医生要通过多维度综合给出治疗方案，而非单一方面设定结构康复处方，内脏功能、气血运行也要考虑在内。

❓ 016

舟、骰、楔骨构成的横弓如何影响脊柱？

　　舟骰关节、骰楔关节、楔骨间关节复合体构成人体横弓，当然横弓还包括其周围软组织。整个横弓是承担人体与地面交互的重要结构，旋后扭伤最易导致横弓塌陷。足横弓塌陷，足会呈现旋前位，继而通过下肢结构力线传给脊柱，脊柱为了平衡组织张力，可能会出现不同程度的侧弯代偿。恢复足部整体功能，让人体处于平衡状态对于治疗此类脊柱侧弯至关重要。

?017

跖趾关节（姆指外翻）功能如何影响脊柱？

姆外翻的最重要特点是进行性的姆趾相对于身体中线向外侧偏斜。尽管畸形主要是跖趾关节处，但姆外翻的病理机制通常涉及整个第一跖列。从影像学表现中可见，姆外翻通常与第一跖骨在跖楔关节处过度内收有关（这时的内收以身体中线为参考线，而不是第二趾）。第一跖骨的内收姿势最终引发跖趾关节向外侧脱位，跖骨头在足内侧完全显露形成突出，或称为跖趾关节增大。

跖趾关节的畸形通常引发炎症和疼痛，并有可能进展为关节炎。如果近节趾骨向外侧的偏斜大于30°，那么近节趾骨会开始沿其长轴外旋。大脚骨畸形因此又被称为"趾外展外翻"，以同时表达其在水平面与冠状面的偏离。

姆外翻直接导致双足或单足过分旋前，第一跖骨列及内侧纵弓塌陷，进而通过下肢组织力线传导至脊柱，脊柱为了平衡，会出现不同程度的侧弯代偿，故双足对称或改善姆外翻受力是治疗脊柱侧弯一开始就要关注的问题。

❓018

胫骨前方肌肉功能如何影响脊柱？

胫前侧肌肉功能异常直接影响足旋前及背屈功能，在步态中则直接导致人体摆动代偿纵向空间的不足，导致外旋外展肌过度代偿，进而通过下肢组织力线传导至脊柱，影响脊柱屈伸及侧弯旋转功能，故下肢力学平衡对脊柱侧弯康复至关重要。

❓019

腓骨长短肌功能如何影响脊柱？

腓骨长短肌的功能直接影响下肢向上传导外侧稳定性，能增大踝关节外旋空间，对人体释放整个（纵向和横向）空间运动起到至关重要的作用，这也是为什么第5跖骨茎突骨折概率增加的原因。若腓骨长短肌代偿了太多纵向功能不足，则人体会侧摆旋。通过旋转来代偿纵向功能不足在脊柱侧弯中很常见，纵向功能和横向功能不足，会相互转换达到平衡状态，故下肢力学平衡对脊柱侧弯康复至关重要。

❓ 020

胫骨后侧肌功能如何影响脊柱？

后筋膜室的肌肉分为两组。浅层包括腓肠肌和比目鱼肌（它们一同被称为小腿三头肌）及跖肌；深层包括胫后肌、趾长屈肌和姆长屈肌。胫后侧肌群功能直接影响足旋后的速度及程度，增加踝穴的稳定性，减少自下而上的纵向及横向代偿，增强了脊柱乃至全身的稳定，故评估脊柱侧弯并制定有效方案时，需评估胫后侧肌群功能及代偿情况。所有不对称或局部功能异常，均可能是身体自我调节的外在表现。

第三节　脊柱侧弯的中医认识

❓ 001

古代中医对于"脊柱侧弯"是如何认识的？

青少年的脊柱侧弯，虽然在传统中医病名中无明确记载，但与之类似的症状描述为"佝偻""龟背病""脊骨错缝"等。

如在清朝医学典籍《医宗金鉴·正骨心法要旨》中记录："若脊筋陇起，骨缝必错，则成伛偻之形。当先揉筋令其和软，再按其骨徐徐合缝，脊膂始直。"在《小儿卫生总微论方·龟背论》中也提到了"小儿有龟背者，由儿在婴小时，髑骨未成，强令独坐，则背隆阜，而偶为风邪干袭，与血气相搏，入骨髓壅滞不散，致背高隆起，若龟壳之状，故曰龟背"。古代典籍对脊柱疾患的描述，与脊柱侧弯、脊柱后凸等疾病的症状是一致的。古代中医虽然没有明确提到"脊柱侧弯"这一精确诊断，但为脊柱侧弯的诊治提供了一系列的诊疗经验。

现代中医通过望、闻、问、切四诊合参的方式诊断脊柱侧弯。望诊观察患者的脊柱形态、姿势习惯，闻诊听取患者的主诉和症状，问诊了解病史和生活习惯，切诊通过触诊检查脊柱的压痛点和活动度，并与相关影像学检查结果相结合，综合这些信息，中医医师可以对脊柱侧弯进行诊断评估。

? 002

古代中医认为脊柱重要吗？

古代中医深知脊柱对人体健康至关重要。《黄帝内经》对督脉与膀胱经在脊柱的循行路径有着详细的记载。例如，《素问·骨空论》明确督脉"贯脊属肾，上额交颠，入络脑"，被誉为"阳脉之海"。它不仅是阳气的总纲，贯穿脊柱，还统御全身的阳经，维持着脑、肾、脊髓的连通。足太阳膀胱经则"夹脊抵腰中"，其背俞穴遍布脊柱两侧，与内在脏腑（如心、肝）相连。《灵枢·经脉》亦指出，脊柱病变可能导致头痛、背痛和内脏功能失调。《灵枢·本脏》曰："视其外应，以知其内脏，则知所病矣。"即认为五脏六腑的病变可以通过经络表现于脊柱两侧的腧穴上，在这些特异穴位上进行针刺按揉，可以对五脏六腑疾病进行治疗。中医认为，肾气足则能主骨生髓，而督脉总督一身之阳气，循行脊柱，是诸阳脉之所汇聚，向上通于髓海（大脑中枢系统），向外则支配头面五官、九窍、四肢百骸、皮部筋经，向内则统诸五脏六腑、三焦气血运行，其重要性不言而喻。保证脊柱的正直有助于整体的阳气集聚输布，对于维持人体的健康很重要。

? 003

中医认为脊柱损伤的原因是什么？

传统中医认为，脊柱损伤的原因分为"先天不足"与"后天失养"。后天失养又分为"外感""内伤""跌仆损伤"等因素。例如汉代医圣张仲景所著《伤寒杂病论》中记载："千般疢难，不越三条：一者，经络受邪，入脏腑，为内所因也；二者，四肢九窍，血脉相传，壅塞不通，为外皮肤所中也；三者，房室、金刃、虫兽所伤。以此详之，病由都尽。"从脊柱侧弯形成的原因来说，也同样分为先天性因素和后天性因素。

? 004

导致脊柱侧弯的先天性因素有什么？

《备急千金要方》载："儿之在胎，与母同体，得热则俱热，得寒则俱寒，病则俱病，安则俱安，母之饮食，尤当缜密。"即西医学中提出的先天半椎体畸形、蝴蝶椎畸形、马方综合征等先天基因疾病的形成原因。中医认为，妇人在孕育胞胎的时期，感受外感、内伤及跌仆外伤等，会使腹中胎气逆动，影响胞胎形成，致使胎儿出生即具有"脊骨异常"之像，即形成先天性脊柱侧弯。这与西医学中遗传基因学与胚胎学中的相关认知是一致的。

中医将先天性因素总结为"先天不足"。此处先天不足包括在孕产过程中，妇人外感六淫邪气，或者内伤七情，以及意外跌仆外伤，都会损及胎气，胎儿在母体中发育不良，胎气孕育不足，则出生前先天极为不足。肾精为人生先天之本，在母体中的蓄积是先天之精的重要储备过程。这里所指的"精"，是促进生命生长发育的重要精微物质，是在胎儿孕育过程中储集的，可供脊柱骨骼正常生长发育。如果妇人受孕之后，胎气受损，胎儿自然在生长发育过程中受到极大影响。

❓005

导致脊柱侧弯的后天性因素是什么？

脊柱侧弯的后天性因素主要是指孩子在出生之后，容易外感六淫邪气或内伤七情，导致身体损伤，跌仆外伤、久坐久立等也是后天性因素。中医认为胎儿出生之后，直至成长至壮年，整个生长发育阶段，儿童都容易受外界六淫邪气的侵袭，包括家庭环境影响孩子的七情变化，都有可能作用于孩子脊柱骨骼，形成后天性影响因素。其中外感六淫包括风、寒、暑、湿、燥、火六种外界环境的过度刺激。七情包括喜、怒、忧、思、悲、恐、惊的情志变化。不同因素引起的脊柱侧弯不能一概而论。在治疗层面，针对不同因素影响，要适机选取合适的治疗方法，杂合以治，综合调理。中医对于后天性因素导致的脊柱侧弯病因总结为后天失养，包括婴幼儿生长发育过程中营养吸收不足、外感六淫邪气、内伤七情，以及身体外伤、姿势不良等，导致脊柱侧弯的发生发展。人体的后天之本为脾胃，而脾胃又主肌肉。脾胃之气受损，则后天之本受损，气血生化之源亏虚，同样也会引起脊柱侧弯的发生发展。

西医学中，很多非结构性脊柱侧弯，诸如胸椎间盘突出症、马尾肿瘤所引起的侧弯，姿势性侧弯，骨盆下肢结构不等长诱发的脊柱侧弯，癔症性脊柱侧弯，以及部分结构性脊柱侧弯，如特发性脊柱侧弯，强直性脊柱炎、脊柱骨折、脊柱结核、脓胸及胸廓成形术等胸部手术引起的脊柱侧弯；原发性肌痉挛等肌肉神经性脊柱侧弯，都可以归属于后天性因素的影响。

? 006

脊柱侧弯后天性因素中包含的六淫邪气主要是指什么？

六淫邪气主要是指影响脊柱侧弯的后天性因素中的外感性因素。外感六淫，是传统的中医概念，是指自然界中的风、寒、暑、湿、燥、火六种邪气对于人体的影响。所谓六淫，是风、寒、暑、湿、燥、火六种外感病邪的统称。大自然一年四季更替，天地之气的气候变化都有一定的规律和限度。

机体通过自身的调节，对六气有一定的适应能力，一般不会使人体发病。当气候变化异常，超过了一定限度，如六气太过或不及，非其时而有其气，以及气候变化过于急骤，机体不能适应，可导致疾病的发生；或当人体的正气不足，抵抗力下降时，风、寒、暑、湿、燥、火乘虚而入，也可导致人体发生疾病。这种情况下的六气，便称为六淫。由于六淫是不正之气，所以又称为六邪。因此，是六气还是六淫，主要与机体是否发病有关。无论是气候异常变化，还是机体正气不足所致六淫邪气侵袭，都会导致机体发生对应性改变，即为病理状态。

在脊柱侧弯上，具体表现为风、寒、暑、湿、燥、火六种邪气都会导致脊椎及周围组织的病理性改变，表现为津液缺少、脏腑濡养失司、关节不利、筋骨失衡，从而发生背筋出槽、脊骨错缝等。

❓007

六邪之气对于脊柱侧弯的影响是什么？

1 风邪

中医认为，风邪具有"其性开泄、善动不居"的特点。风邪侵犯人体多从皮毛而入，是六淫中最主要的致病因素，常为寒、湿、燥、火（热）等邪的先导，故常说"风邪为百病之首"。

风邪的致病特点如下所示。

（1）风为阳邪，其性开泄，易袭阳位　风性轻扬、向上、向外、升散，风邪侵犯机体致机体腠理疏泄开张，表现为汗出、恶风之症。从病位而言，风邪多侵犯人体的上部、肌表、腰背等部位。若人体常受风邪侵袭，则脊背阳气不足，伴随汗出伤津，筋骨得不到濡养，容易出现脊骨弯曲的表现。

（2）风性善行而数变　风邪具有行无定处、病位游移的特点。善行，是指风邪致病病位游移不定，易导致脊柱及四肢关节疼痛。脊柱关节受其影响，出现拘挛，则脊柱骨节亦随之改变。数变，是指风邪致病具有发病急、变化快的特点，常常出现即中即痛的表现，在遭受风邪侵袭的同时，痛症随之出现，机体为适应疼痛，常常出现强迫性体位，极有可能出现"姿势性脊柱侧弯"。

（3）**风性主动** 即风邪善动不居。风邪入侵，常表现为眩晕、震颤、四肢抽搐、角弓反张、两目上视等，特别是角弓反张之后，很多患儿的身体在外感发热后出现不同程度的扭转，从而诱发脊柱侧弯的形成。

（4）**风为百病之长** 风邪袭人致病最多，且风邪最易兼他邪合而伤人。很多外邪的侵袭，都需要风邪作为引导，这样才能从机体体表入经络，其次入脏腑，最后伤及脊骨，形成了脊柱侧弯。

2 寒邪

中医认为，寒邪是具有寒冷、凝滞、收引等特性的外邪。寒邪的致病特点如下所示。

（1）**寒邪为阴邪，易伤阳气** 阴盛则寒，故寒邪属于阴邪，感受寒邪，最易损伤阳气。阳气受损则督脉不通、阳气不得上达，脊骨不得濡养，引起少儿生长发育迟缓，导致脊柱侧弯。

（2）**寒邪凝滞** 寒邪侵袭易使人体气血津液运行迟缓，凝滞阻塞而不通，"不通则痛"。因此，寒邪易引起痛痹。气血瘀滞可致脊柱侧弯形成。

（3）**寒性收引** 寒邪侵犯人体可使机体气机收敛，腠理闭塞，经络筋脉收缩，见脊柱关节挛急疼痛、屈伸不利等症状，久之形成脊柱侧弯。

3 暑邪

中医认为，暑邪是具有炎热向上特性的外邪，也是火热之邪的一部分，是在夏季常出现的致病邪气。

暑邪的致病特点如下所示。

（1）**暑为阳邪，其性炎热**　暑邪中人易导致昏迷神伤，不能正常行、立、坐，甚至只能久卧，导致脊柱筋骨懈惰，出现侧弯畸形。

（2）**暑性升散，易伤津、耗气、扰神**　筋骨失去津液濡养，则出现脊柱侧弯。

（3）**暑多夹湿**　夏季不仅气候炎热，而且是多雨的季节，空气中的湿度增加，故暑邪常兼夹湿邪同时侵犯人体而发病，暑湿之邪侵犯机体则耗津散气，使脊柱筋骨失于濡养，关节沉重迟缓。《素问·生气通天论》云："因于湿，首如裹，湿热不攘，大筋软短，小筋弛长，软短为拘，弛长为痿。"脊骨易在暑湿邪气的共同侵袭之下，发生筋骨病变，出现脊柱侧弯。

4 湿邪

中医认为，湿邪是指具有重着黏滞等特性的外邪。

湿邪的致病特点如下所示。

（1）**湿邪为阴邪，易阻滞气机，损伤阳气**　脊背督脉为一身阳气之总督，阳气受损，极易损伤脊骨，从而出现脊柱侧弯。

（2）**湿性重着**　指湿邪致病易使人体产生重着、沉重的特点，最易影响关节，出现关节肿胀畸形。在风湿性关节炎后期，容易出现全身关节改变伴随脊柱侧弯。

（3）**湿性黏滞**　其包括两个方面。其一，指症状上的黏滞，如湿滞大肠，大便黏腻不爽。影响后天之本的脾胃消化，最终影响气血运化。其二，指病程的缠绵难愈。在湿邪影响下，脊柱侧弯也是迁延难愈。

（4）**湿性趋下，易袭阴位**　湿邪致病易伤人体下部。很多下肢不等长的患儿，可见湿气缠绵、久治不愈的情况，从而进一步在形体上导致脊柱侧弯的形成。

5 燥邪

中医认为，燥邪是指具有干燥收敛、肃降等特性的外邪。燥邪的致病特点如下所示。

（1）**燥性干涩，易伤津液**　燥性耗津散气，脊柱筋骨失于濡养则容易弯曲变形，形成脊柱侧弯。

（2）**燥易伤肺**　由于燥邪秋季袭人致病最多，而秋季的所主之脏为肺，肺为娇脏，又与外界直接相通，最易受邪，因此燥易伤肺。很多脊柱侧弯的患儿在秋冬季因感受燥邪而出现咳喘、呼吸急促、津液受损等症状，又由呼吸进一步影响肺脏，影响胸廓的形状以及肋骨的形态，从而加重脊柱侧弯的症状。

6 火（热）邪

中医认为，火热邪气是指具有炎热向上等特性的外邪。

火（热）邪的致病特点如下所示。

（1）**火热为阳邪，燔灼向上，易耗气伤津**　火（热）邪致病，则筋骨容易失去濡养。

（2）**火性炎上**　火热之邪具有燔灼向上的特点，易侵袭人体上部，导致心肺功能受损，进一步加重脊柱侧弯的形成。

（3）火热易伤风动血　"生风"是指热邪侵犯人体易引起肝风内动，又称热极生风。其生风的机制有两点：①热邪耗伤津液，使筋脉失养，而出现手足颤动；②热盛易助阳，使肝阳升动不止，阳气升动无制则化风。火热化风，使脊背筋骨津液受损，筋脉失养，脊柱弯曲。"动血"是指热邪为病，易引起各种出血的病症，如吐血、便血、皮肤发斑等。其机制也有两点：①热邪使血行加快，迫使血液妄行横溢，容易导致出血；②热邪可灼伤血络，使血出脉外。筋骨由于失血及瘀血阻碍，容易出现侧弯畸形。

（4）火热易扰心神　心神失养则见躁狂，难以平静，更容易受外伤，相应地脊柱易扭曲变形。

❓008

导致脊柱侧弯的内伤性因素是什么？

脊柱侧弯的内伤性因素多为人体内在情绪对于机体的影响。内在情绪能够影响脊柱的滋养、形态、受力体态模式等。脊柱侧弯患者常见情绪消沉悲观，抑或是急躁易怒。这些情绪的产生，既是因患者自身机体内在激素水平改变所致，也有家庭、学校、社会等方面的外在环境影响，所以在治疗脊柱侧弯的同时，还应关注患者的内在情绪变化。可以通过心理疏导、药物服食等多方法干预，这也是脊柱侧弯治疗中重要的一环。

古人积攒了大量的关于治疗内伤七情的临床经验供后人参考。古人认为，七情变化，即喜、怒、忧、思、悲、恐、惊，是人的精神意识对外界事物的反应。如果这些情绪变化过于强烈、持久或失调，则会引起脏腑气血功能失调而致病。

? 009

古人认为七情的变化如何影响脊柱侧弯？

《素问·举痛论》中明确指出，"怒则气上，喜则气缓，悲则气消，恐则气下，惊则气乱，思则气结"。说明不同的情绪刺激会导致气机的升降出入受到不同的影响。另外，某些内脏病变也会继发病态情态活动。《素问·阴阳应象大论》中有"怒伤肝，喜伤心，思伤脾，忧伤肺，恐伤肾"的相关记载，均说明了不同的情志改变会引起机体相应脏腑的反应，干扰机体的正常生理功能，从而产生疾病状态。人体的情志活动由机体脏腑精气应答外在环境因素的作用所产生，脏腑精气是情志活动产生的内在生理学基础。由于人体是以五脏为中心的有机整体，故情志活动与五脏精气的关系最为密切。脏腑精气也是脊柱生长发育的能量来源，如果情志活动刺激，影响了五脏精气升降出入，会间接影响脊柱整体发育。

❓010

青少年的情绪变化为什么会影响脊柱侧弯?

近些年来，青少年的情绪问题愈发严重，同时伴随着脊柱侧弯发病率的升高，两者之间有什么关联呢？《素问·阴阳应象大论》载："人有五脏化五气，以生喜怒悲忧恐。"五脏藏精，精化为气，气运动应答外界环境而产生情志活动，因而五脏精气可产生相应的情志活动。五脏精气的盛衰及其藏泄运动的协调、气血运行的通畅，在情志的产生变化中发挥着基础性作用。

若五脏精气阴阳出现虚实变化及功能紊乱，气血运行失调，则可出现情志的异常变化。与之相应，情绪长期异常变化，则机体功能深受影响。外在环境的变化过于强烈，情志过激或持续不解，又可导致脏腑精气阴阳的功能失常，气血运行失调。如大喜大惊伤心、大怒郁怒伤肝、过度思虑伤脾、过度恐惧伤肾等。在情志活动的产生和变化中，心与肝发挥着更为重要的作用。

对于脊柱侧弯的患儿来说，心肝之气常有余，而肺、脾、肾之气常不足。心藏神而为五脏六腑之大主，主宰和调控着机体的一切生理功能和心理活动。各种情志活动的产生，都是在心神的统帅下，各脏腑精气阴阳协调作用的结果。各种环境因素作用于人体，能影响脏腑精气及其功能，也可影响心神而产生相应的情志活动。正常情志活动的产生依赖于五脏精气充盛及气血运行畅达，而肝主疏泄，调畅气机，促进和调节气血运行，因而在调节情志活动、保持心情舒畅方面，发挥着重要作用。注重调理心肝之气，同时兼顾情绪对于脊柱的影响，在脊柱侧弯的治疗之中，有着重要的作用。

? 011

情绪对于脊柱侧弯患者的具体影响是什么？

对于脊柱侧弯的患者来说，其七情改变有其明显特征。外因刺激诱发情志病变，首先扰乱五脏气机，导致气机逆乱，发生病变。七情内发，精气先虚，脏腑精、气、血、阴阳亏虚，神气失藏，或郁邪内扰神气，发生病变。

七情发病，首伤属脏。临床上，不同的情绪刺激，可影响不同的脏。情志病在临床上有较强的反复性，如忧郁情绪（精神抑郁证），稍不如意，病即复发。

七情发病与郁证关系非常密切，情绪不畅往往导致气机郁滞而发病；而在气机郁滞（气、血、痰、火、食、湿）时，亦易扰乱五脏，导致五脏不宁，发生情志病变。七情亦可与郁证同时发病为患，故陈无择说："郁不离七情。"七情发病极其广泛，还可以加重痼疾，七情之间可相互转化。在治疗特发性脊柱侧弯及部分癔症性侧弯的患者时，情绪变化所带来的影响不可忽视。情绪的调理改善，是脊柱侧弯治疗过程中不可忽视的一环。

❓012

导致脊柱侧弯的意外情况有哪些？

导致脊柱侧弯的常见意外损伤因素主要是跌仆损伤，多因外力作用，或在自身姿势不正确的情况下用力过猛而造成。中医把凡因外力作用于人体而引起的筋骨损伤、瘀血肿痛、气血不和、经络不通以致脏器受损等，统称为跌打损伤。跌打损伤易损伤四肢关节、脊柱。很多非结构性脊柱侧弯的发生与外伤相关，诸如胸椎间盘突出症所引起的侧弯、姿势性侧弯，锁骨骨折导致的脊柱侧弯形成，骨盆损伤错位、下肢扭伤后结构不等长诱发的脊柱侧弯，头颅外伤后诱发的癔症性脊柱侧弯等。这类的脊柱侧弯均有可能由于跌打损伤引起。这也是中医手法治疗过程中，为什么会详细询问是否存在跌打损伤的受伤经过的主要原因。通过对这些受伤原因的回顾，可以有效分析并制定脊柱侧弯治疗方案。

❓013

久坐久立也会诱发脊柱侧弯吗?

中医认为,久坐久立也是诱发脊柱侧弯的重要因素。这是新时代特发性脊柱侧弯患者最为常见的损伤原因。《素问·宣明五气论》中有"久视伤血,久卧伤气,久坐伤肉,久立伤骨,久行伤筋"的五劳七伤的早期描述。

1 久立伤骨

"久立伤骨"可以理解为站立过久则损伤肾气,肾气不足则伤骨骼,长时间站立会导致骨损伤。从日常生活来看,站立过久会出现腰酸背痛、腿软足麻或足背浮肿。长期久站还可引起腰椎间盘突出症、腰肌劳损、关节骨骼变形、下肢静脉曲张等严重后果。人在站立时需要腰部和下肢力量的支撑,这些部位的骨骼肌肉、韧带等持续受力、紧张而易于形成劳损,脊柱的力学平衡被打破之后,日久可引起脊柱侧弯。

2 久坐伤肉

"久坐伤肉"指久坐则伤脾,而脾气不足则伤肌肉。"久坐伤肉"可以解释为长期不动或少动,损伤了肌肉的结构和功能。肌肉在五脏中与脾相配,《素问·平人气象论》云:"脏真濡于脾,脾藏肌肉之气也。"《素问·痿论》曰:"脾主身之肌肉。"脾主肌肉是指肌肉的营养从脾运化水谷精微而得,故肌肉丰满与否，与脾气盛衰有密切关系。所以"久坐伤肉"除了包含肌肉功能受损外，还应包含伤脾。脾为后天之本，气血生化之源，人体各种功能都是通过气血的充盈滋养来实现的，而气的构成中先天之精气和自然界之清气都是无法改变的，但水谷之精气却可以通过脾的功能强弱来调节。如果脾胃受损，则气血生化无源，脊柱生长发育过程就会被干扰，出现脊柱侧弯。这也是喜坐少动、体型偏瘦者常见脊柱侧弯的原因。

? 014

常见脊柱侧弯的辨证分型有什么？

脊柱侧弯的常见辨证分型包括了先天不足和后天失养两方面。先天不足包括肾气不足证、肾阳亏虚证、肾精不足证、产伤及骨证等证。后天失养包括脾肾阳虚证、肝郁化火证、风寒侵袭证、暑湿伤筋证、跌仆瘀血证、坐立伤骨证等证。

? 015

脊柱侧弯先天不足各证型临床表现如何？

中医认为脊柱侧弯先天不足各证型有以下特点。

1 肾气不足证

脊柱侧弯畸形，平时神疲乏力，气短、易劳累。舌质淡红，苔薄白，脉细弱。

2 肾阳亏虚证

脊柱呈侧弯畸形，久坐后腰部隐隐作痛，酸软无力，肢冷，喜暖。舌质淡，脉沉无力

3 肾精不足证

脊柱侧弯畸形，发育迟缓，眩晕耳鸣，腰膝酸软，神疲健忘，昼尿频多、尿后余沥不净、夜尿清长、小便失禁、遗精频作。舌淡苔少，脉沉细。

4 产伤及骨证

脊柱畸形，头颈歪斜，发育迟缓，肋骨隆突，背如剃刀。舌淡红，苔少，脉沉涩。

?016

脊柱侧弯后天失养的各证型临床表现如何？

中医认为脊柱侧弯后天失养各证型有以下特点。

1 脾肾阳虚证

脊柱呈侧弯畸形，久坐后腰部隐隐作痛，酸软无力，肢冷，喜暖，纳差，倦怠懒言，气短乏力，大便稀溏。舌质淡红，舌体胖大，脉沉无力。

2 肝郁化火证

脊背侧弯，双肩高低不等。两胁胀满或窜痛，胸闷不舒，且胁痛常随情绪变化而增减，咽中似有异物梗阻感，或见脘痛、呕逆，吐酸水、饮食不畅、腹痛、腹泻，急躁易怒，口苦咽干。舌红苔黄，脉弦数。

3 风寒侵袭证

脊骨弯曲，颈项强痛，痛引肩臂，或颈肩部麻木不仁，或伴有渐渐恶风，微发热，头痛身重。舌质淡，苔薄白，脉浮紧。

4 暑湿伤筋证

脊柱侧弯，身热不扬，胸脘痞闷，不思饮食或口渴，心烦，身热。舌苔黄腻。

5 跌仆瘀血证

脊柱及关节损伤畸形，刺痛拒按，痛处不移，胸胁胀闷，走窜疼痛，性情急躁或抑郁。面色晦暗或黧黑、舌紫暗或有瘀斑，脉细涩或沉涩，或结代。

6 坐立伤骨证

脊柱侧弯畸形，乏力，筋骨疼痛，喜温喜按，气短形寒肢冷，面色㿠白，腰膝酸软，腹中冷痛、腹泻。舌淡胖大苔白，脉沉无力。

第二章

脊柱侧弯
筛查问答

生活中如何发现脊柱侧弯?

脊柱侧弯什么情况下容易被忽略?

脊柱侧弯会遗传吗?

有脊柱侧弯家族史应注意什么?

长短腿是脊柱侧弯引起的吗?

……

? 001

生活中如何发现脊柱侧弯？

想象一下，一个人的脊柱不再是笔直挺拔的小树，而是变得弯弯曲曲，就像被风吹过的柳条一样，肩膀也不再是平平稳稳的小山丘，而是一边高一边低，好像调皮的小精灵在上面玩起了跷跷板。还有，如果从背后看他们的背部，可能会发现一边稍微隆起，就像是藏了一个小秘密。走起路来，他们的身体姿态也会显得不那么协调，有点歪歪扭扭的，就像是在跳一支特别的舞蹈。当然，这只是个形象的描述，实际上，脊柱侧弯会给人们的身体健康带来影响，所以如果发现自己或者身边的人有这样的情况，要及时去医院检查和治疗，希望每个人都能拥有健康挺拔的脊柱，散发自信的魅力。

脊柱侧弯，也称脊柱侧凸，是脊柱异常的形态，最常见于儿童期或青春期早期。以下是脊柱侧弯的一些关键特征。

（1）肩部不等高　脊柱侧弯患者可能出现肩部高度不一致。

（2）突出的肩胛骨　一侧肩胛骨可能比另一侧肩胛骨更突出。

（3）腰部不对称　由于脊柱弯曲，双侧腰线可能不对称。

（4）臀部不平衡　一侧臀部可能比另一侧高。

（5）胸腔突出　向前弯曲时，胸腔的一侧可能向前突出。

（6）背部突出　向前弯曲时，背部一侧明显突出。

（7）**自身感受** 脊柱周围疼痛，包括肩部、骨盆和臀部，做特定运动或活动时疼痛。

注意，大多数情况下脊柱侧弯是轻微的，但随着儿童成长，一些脊柱侧弯会恶化。如果怀疑是脊柱侧弯或注意到任何以上迹象，建议寻求医学评估，以获得正确的诊断和相应的治疗。

? 002

脊柱侧弯什么情况下容易被忽略？

脊柱侧弯被患者自身和其家人以外的人发现并不少见。患者的身体将在青春期前期和青春期迅速发生变化，在此期间，孩子们对自己的身体感觉格外私密，以至于父母不容易发现他们身体的改变。由于脊柱侧弯造成的身体外形的早期改变可能很轻微，且即使有严重脊柱侧弯，外观明显畸形的可能也很少。除此之外，脊柱侧弯不一定会引起疼痛。以上因素容易导致脊柱侧弯被忽略。

? 003

脊柱侧弯会遗传吗？

脊柱侧弯有遗传可能，具体如下所述。

有脊柱侧弯家族史的人患该病的风险会更高。虽然脊柱侧弯可以遗传，但它也可能出现在没有脊柱侧弯病史的家庭中。治疗脊柱侧弯的专家的共识是：脊柱侧弯的发生、发展以及恶化受到多种因素的影响，包括遗传、姿势不正、缺少运动、缺乏营养及钙质、过度劳累、外伤、环境影响等。

如果怀疑有脊柱侧弯或有脊柱侧弯家族史，请咨询专业医疗人士，早期发现和个性化管理对于获得最佳治疗至关重要。记住，脊柱侧弯是多因素的，遗传和环境因素都起作用。

? 004

有脊柱侧弯家族史应注意什么？

如果有脊柱侧弯家族史，需要考虑以下几个重要的问题。

（1）家族患病情况　虽然大多数患有脊柱侧弯的儿童没有这种疾病的家族史，但了解近亲中是否有脊柱侧弯的情况仍然是至关重要的。如果有家庭成员患有脊柱侧弯，建议监测其他家庭成员的体征或症状。

（2）并发症　虽然大多数患有脊柱侧弯的患者只有轻微的症状，但保持警惕是必要的。脊柱侧弯不断发展，有些患者可能会出现不同类型的并发症，包括容易疲劳、下腰痛，以及呼吸问题。定期检查和早期干预是有效管理脊柱侧弯的关键。

（3）先天性脊柱侧弯　在某些情况下，脊柱侧弯可能是由于脊柱中的骨骼在母亲孕期内未正确形成而引起的。这种类型的脊柱侧弯被称为先天性脊柱侧弯，从出生开始就存在。

早期发现和适当的医疗指导对治疗脊柱侧弯至关重要。如果怀疑自己或家人有脊柱侧弯，请咨询专业医疗人员进行评估和个性化建议。

? 005

长短腿是脊柱侧弯引起的吗？

脊柱侧弯可能会引起长短腿。

脊柱侧弯患者可见脊柱纵轴上出现侧向弯曲，如果脊柱侧弯严重且未得到适当治疗，可能会导致脊柱不平衡，进而影响身体的姿势和平衡，可能会导致长短腿。

脊柱侧弯引起的长短腿主要是由于骨盆倾斜所致。当脊柱侧弯发生时，骨盆会发生旋转，导致两侧的髋关节高度不一致，从而出现长短腿的现象。另一方面，儿童有长短腿的情况，也可能导致脊柱侧弯。如果发现自己或者家人出现了长短腿问题，请及时咨询医生进行诊断和治疗。

?006

高低肩是脊柱侧弯导致的吗？

高低肩确实可能是脊柱侧弯的特征性表现之一。脊柱侧弯的严重程度和方向决定了哪个肩膀看起来更高。在典型的向右弯曲（远离心脏）的脊柱侧弯个案中，右肩往往更高。要确定哪个肩膀更高，请考虑脊柱曲线的方向。影像学检查，如 X 线检查，有助于评估脊柱侧弯的严重程度和类型。

但请注意，高低肩并不一定就意味着患有脊柱侧弯，因为有时候长时间使用一侧肩膀背包或者进行体力劳动，也可能导致肩膀高低不平。所以如果发现有高低肩的情况，建议最好还是去医院进行详细的检查，听听医生的建议。另外，保持良好的生活习惯和正确的姿势也是很重要的！尽量避免长时间保持一个姿势不动，适时起身活动一下，对脊柱健康很有帮助，希望大家能拥有健康挺拔的身姿。

❓007

为什么同样是脊柱侧弯，体态外观表现却不相同？

脊柱侧弯是一种三维畸形，当侧弯角度产生后，脊柱同时扭曲，或向左侧或右侧旋转，有时还会伴有前凸或后凸畸形。身体外形改变的程度和类型主要取决于脊柱侧弯的角度和发生部位，也会因个体不同而不同。

❓008

脊柱侧弯筛查的方法有哪些？

脊柱侧弯早期的测量方法主要是体格检查和影像学 X 线检查，随着科学技术发展，近年来逐渐出现了多种新的筛查方法，如脊柱三维超声成像检查、体表光学成像检查等。

（1）体格检查　医生通过目测、手的触摸或使用脊柱测量尺来评估受检者在站立位、前屈体位和多种其他体位的身体特征是否正常。在其他测量工具缺乏的情况下，可以作为脊柱侧弯初步筛查的一种方法。

（2）影像学检查　X 线检查是诊断脊柱侧弯的基本方法。

通常拍摄受检者站立位正面和侧面姿势的 X 线片，通过测量正面 X 线片上椎体的 Cobb 角，来评估脊柱侧弯情况。在某些必要情况下，还会采用 CT 或核磁共振检查评估脊柱情况。

（3）超声影像学检查　是近年来新兴起的应用于脊柱筛查的一种技术。超声成像技术是一种非常成熟的技术，已广泛应用于临床。脊柱三维超声成像是对超声成像技术的进一步发展，扩展了超声成像技术的临床应用范围，因其具有无辐射、无创、安全的特点，在脊柱侧弯筛查中越来越重要。

（4）体表光学成像检查　指通过高清摄像头拍摄受检者背部的三维形貌数据，再通过算法处理显示背部的光学图像。因其具有无接触、无辐射的特点，近年来也逐渐应用于脊柱侧弯筛查。

医生可以根据不同的场景选择不同的检查方式，或在病程的不同阶段采用不同的检查方式，或结合多种检查方法进行综合评估。请遵从医生的指导，接受专业医生的评估。

❓009

脊柱侧弯体格检查的方法和工具有哪些？

1 Adam 前屈试验

目的：本测试旨在检测结构性或功能性脊柱侧弯。

检测方法：患者直立，腰部向前弯曲，直到背部水平，双脚并拢，手臂下垂，膝盖伸展。检查者从后面观察，寻找是否有脊柱侧弯的特征，如脊柱不对称、肩部不水平、肩胛骨不对称、臀部不对称或头部位置异常等。

另外，一些脊柱测量仪可以测量旋转畸形或肋骨隆起。如果观察到不对称（脊柱一侧高于另一侧），则表明测试呈阳性。

临床实用性：经常用于学校筛查脊柱侧弯。最好与其他测试（如脊柱侧弯测量尺 Scoliometer）结合使用，以获得准确的早期检测结果。

2 脊柱侧弯测量尺 Scoliometer

虽然它不能单独诊断脊柱侧弯，但它可以测量躯干旋转的程度，这是脊柱侧弯的关键体征。结合 X 线片检查，脊柱侧弯测量尺 Scoliometer 有助于确定 Cobb 角，从而制订有效的治疗计划。

3 电子脊柱测量仪器

电子脊柱测量仪器可以直接测量脊柱侧弯的关键指标，例如：脊柱侧弯角度是测量脊柱弯曲程度的量化指标、椎体轴向旋转角度是测量脊柱旋转的量化指标。电子脊柱测量仪器打破了场地和人员的限制，使大规模的学生脊柱筛查成为可能。

❓010

脊柱侧弯患者进行体格检查前需要做哪些准备？

在进行脊柱侧弯体检之前，无需特定的准备工作。这些检查是非侵入性和无痛的。

（1）**总体评估**　医生将评估身高、体重和生命体征（如体温、心率和血压），检查皮肤是否有异常，并进行呼吸和腹部检查，也会观察步态（走路的方式）。

（2）**特定脊柱侧弯检查**　主要的筛选方法是 Adam 前屈试验，需要患者脱掉外衣，以便脊柱充分显露。从腰部向前弯曲，膝盖伸直，双脚并拢，让手臂自由下垂。医生会观察是否有脊柱弯曲，肩部、肩胛骨或腰围不对称，胸腔一侧的肋骨突起或隆起等。女生可以穿内衣或紧身衣。

❓011

如何进行体格检查？

医疗专业人员会遵循特定步骤评估脊柱弯曲程度。

1 外观观察和评估

患者直立，背对检查者，检查人员观察是否有肩膀不平或躯干移位的情况。然后要求患者从腰部向前弯曲，手臂放松放在身体两侧。检查者从后面观察脊柱和肋骨，以评估是否有左右背部高度差异或其他异常。

脊柱侧弯的外部体征包括：一侧肩胛骨比另一侧肩胛骨更高或更突出；一个肩膀明显高于另一个肩膀（从前面或后面看）；站立时双臂下垂，身体与一侧手臂之间有更多空间；腰部一侧有皮肤皱褶；一边臀部比另一边高；头部不在骨盆中心等。

2 Adam 前屈试验

本试验具体检测方法见上文。如果观察到脊柱弯曲，肩部、肩胛骨或腰侧线不对称，胸腔一侧的肋骨突起或隆起，则为阳性表现。这项测试有助于发现脊柱侧弯。

3 附加评估

脊柱侧弯患者还可进行骨盆评估：检查者可以在患者允许的情况下触摸其髋骨。患者也可以将手放在自己的髋骨上进行自我评估。如果摸到两侧骨盆上缘不等高，要考虑是否有骨盆倾斜和脊柱侧弯。

❓012

评估脊柱侧弯的金标准是什么？

评估脊柱侧弯的金标准是脊柱全长正位与侧位的影像学 X 线片，可用于监测和评估脊柱畸形的严重程度。然而，必须注意的是，用于拍摄的 X 线具有一定的辐射量，应注意保护放射敏感部位与腺体。

用于脊柱侧弯评估的另一个关键测量指标是 Cobb 角。这个角度是通过正面站立位的脊柱前后 X 线片测量的。尽管测量角度时观察者之间存在差异，但 Cobb 角的随访变化大于 5° 仍表示侧弯进展。虽然 Cobb 角仍然是关键指标，但考虑使用其他方法和技术来全面评估脊柱侧弯也是至关重要的。

❓013

脊柱侧弯筛查时需不需要做 MRI 检查？

通常脊柱侧弯患者是不需要做核磁的，但是当脊柱侧弯表现为不常见的弯曲类型（例如左胸弯）或者伴有其他症状时，如神经系统刺激症状等，则建议行 X 线片以外的检查，如 MRI 可以帮助监测脊髓是否有异常情况。

? 014

脊柱 X 线片的检查流程是什么？有什么注意事项？

脊柱 X 线检查通常需要遵循一定的流程和要点，以确保准确的成像和评估。以下是脊柱 X 线检查的一般步骤和注意事项。

临床常采用站立位双臂自然下垂体位进行 X 线片拍摄，可以避免平卧位时重力和自身体位对脊柱曲度的影响，从而准确评估病情，选择合适的治疗方案。

拍摄时最好能脱掉鞋子，光脚站在地上或医生要求的平台上。有的患者鞋里可能垫着矫正鞋垫，忘了拿出来，或者没有矫正鞋垫，但鞋底磨损变形，也会影响拍摄结果。

全脊柱片包括从颈椎到股骨干的全部骨骼，上能看见下颌，下能看见股骨头，类似一张"胸片"和一张"腰片"拼接而成。

脊柱 X 线可以显示的内容：脊柱是否存在畸形（如脊柱侧弯、脊柱后凸、脊柱前凸等）及畸形的部位、程度，是否存在脊椎骨折（背部骨折）、骨质疏松症（骨骼脆弱）、脊柱肿瘤（脊柱中的异常细胞生长）、先天性脊柱发育异常等问题（如半椎体、脊柱裂等）。

在 X 线检查过程中，放射科医生会让少量射线穿过身体。不同组织吸收的能量不同，表现出不同的密度，如骨骼显示为白色、软组织呈灰色（如肌肉和脂肪），X 射线有助于医生明确诊断脊柱的相关问题。

如果条件允许，可以选择使用"EOS X 射线影像采集系统"进行拍摄。该系统具有放射剂量低、成像质量较高、正侧位全长影像一次扫描成像的优点，能有效减少辐射。

如果条件不允许，可以采取一些防护措施，如将小块铅板放在患者腺体和生殖器的前方，避免辐射照射。

尽量在同一家医院拍 X 线片，可选择相同的时间段、体位等，以减小误差。对于佩戴支具治疗的患者，脱掉支具多久后拍 X 线片需遵循医嘱。

❓ 015

脊柱 X 线检查多久进行一次比较合适？

脊柱侧弯的 X 线检查频率主要取决于弯曲的严重程度、个人的健康状况等。以下是一些通用的个人指南。

（1）轻度脊柱侧弯　一般可每 4~6 个月进行 1 次 X 线检查，以监测病情发展。

（2）中度脊柱侧弯　可每 3~4 个月进行 1 次 X 线检查。频繁监测有助于及时发现侧弯改变，并指导治疗决策。

（3）临床判断　咨询医生，确定 X 射线检查最合适的时间。每个患者的复查时间需要综合考虑症状、风险因素和治疗方案。

请记住，进行脊柱 X 射线检查的决定应基于临床判断和个人需求，定期随访和咨询医生对于指导合理的管理方案至关重要。

? 016

脊柱 X 线检查的优势是什么？

脊柱 X 线检查的优势如下所示。

（1）经济高效　X 线通常比其他成像方法（如 EOS 扫描）便宜，以较低的成本提供了有价值的信息。

（2）广泛应用　医院和诊所普遍配备 X 线机，通常检查速度更快，使其成为许多患者的便捷选择。

（3）低辐射暴露　X 射线使用低水平的电离辐射，通常被认为是相对安全的。与使用较高辐射水平的 CT 扫描相比，重复照射 X 射线的患癌风险较低。要注意，因为脊柱侧弯患者使用 X 线检查而增加患癌概率是有报道的，因此，不鼓励频繁使用 X 线进行脊柱侧弯复查。

（4）实时成像　实时成像通常指类似连续 X 射线成像（射线量很高，在脊柱侧弯检查中比较少用，在一些手术中会用到，比如心脏手术），或超声波连续的图像。一些 X 线机可以即时产生图像，这使得医生能够即时观察骨骼和脊柱的结构，有助于某些疾病的诊断。

（5）便携性　有些 X 射线机器可以在床边进行，为行动不便的患者提供了方便。

虽然 X 射线有上述优点，但它也有局限性。例如，X 射线提供的软组织细节有限，无法显示肌肉、神经或韧带的详细图像；频繁和重复使用会增加致癌的风险。尽管如此，它仍然是诊断脊柱相关问题的有价值的工具之一。

❓ 017

脊柱三维超声成像的检查流程具体是什么？

脊柱三维超声成像是一项创新技术，用于脊柱侧弯的评估，以下是其检查流程（图 2-1）。

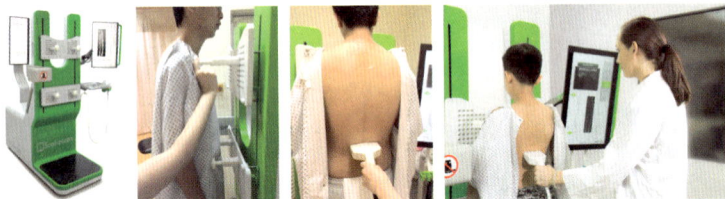

图 2-1　使用脊柱三维超声成像系统检查脊柱侧弯的流程

患者站立（有特殊需要时可采用坐位或其他任何姿态），穿着宽松舒适，露出背部。

检查师使用脊柱三维超声成像设备，将超声探头放置在患者的脊柱区域。

超声探头从下腰部扫描到颈部，获取全脊柱的三维图像，并提供冠状面图像。

通过分析冠状面图像，评估脊柱的弯曲位置、角度和形态。

结果即时显示在屏幕上，供医生和患者参考，并即时生成报告。

这一无辐射、可以于任何地方安装使用、有便携式版本的脊柱成像技术有助于对脊柱侧弯进行更准确的筛查、更频密的进展监测、更及时的治疗效果评估和治疗反馈，甚至可以预测脊柱弯曲度的变化。

❓018

脊柱三维超声成像检查的优势是什么？

脊柱三维超声成像检查在脊柱侧弯评估中非常可靠，其测量脊柱弯度的准确率可媲美 X 线检查（图 2-2），具体优势如下。

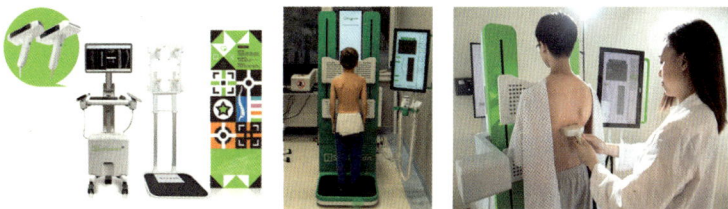

图 2-2　脊柱三维超声成像系统

1 无辐射

相比 X 线检查，三维超声成像没有电离辐射，更安全。

2 准确性

由于三维超声成像是直接对脊柱骨骼成像，所以其结果和同样测量脊柱骨骼投影图的 X 线成像非常接近。

3 便携

可以随时随地进行扫描。

4 全脊柱多方向成像

一次扫描可以提供全脊柱的冠状面和矢状面图像及椎体旋转的相关信息。

5 肌肉成像

可以提供全脊柱的肌肉相关信息（厚度、截面积、体积），包括脊柱左右侧肌肉是否平衡。

6 任意姿势成像

可以在患者的任何姿势下进行扫描成像。

7 三维分析

形成三维脊柱模型，用于直观可视化的脊柱三维畸形的评估。

? 019

脊柱三维超声成像在脊柱侧弯的诊疗方面有哪些应用场景？

由于脊柱三维超声成像具有上述优势，故可用于脊柱侧弯从发现到治疗的整个过程，具体如下所示。

1 精确筛查

便携式设备特别适用于基于体表信息筛查后的现场复筛。

2 频密追踪检查

由于超声成像没有辐射，故可以对脊柱侧弯患者做比较频密的检查，从而可以尽快发现恶化的迹象，并及时治疗。

3 及时评估治疗效果

脊柱侧弯患者治疗一段时间后就可以使用脊柱三维超声成像对疗效进行评估，没有类似X线的时间间隔限制，甚至可在治疗后即时评估脊柱弯曲的改变，帮助选择个性化的治疗方案。另外，脊柱三维超声成像获得的三维肌肉信息可以更早地提供治疗效果的信息，及早发现脊柱弯曲度的改变。

4 非手术治疗过程中的可视化反馈

脊柱三维超声成像可以为治疗师和患者提供一定姿态下

或外力施加下的脊柱三维形态，从而可以帮助患者做到更加标准的动作，协助治疗师更好地施加外力，包括位置、大小、方向等。

5 侧弯进展的预测

研究表明，通过一次或多次脊柱三维超声成像，可以提供脊柱侧弯进展的有效信息，可以用于对脊柱侧弯进展过程的预测。

? 020

脊柱三维超声检查多久进行一次比较合适？

脊柱三维超声成像是一项创新技术，由于其无辐射的特点，可以随时用于脊柱侧弯的评估，而不是像 X 线一样有时间间隔的限制，从而使得对脊柱侧弯进展的监测可以更加频密，治疗效果的评估也更加及时。

？021

体表光学检查原理是什么？

人体脊柱表面光学检查利用光学成像原理，通过扫描患者的背部表面，获取脊柱的三维形态数据。通过分析这些数据，可以评估脊柱的弯曲部位、角度和形态。

（1）目视检查　由训练有素的检查员进行目视评估是一种基本方法。检查人员检查脊柱表面，寻找不对称、畸形或异常。

（2）切线照明　适当的头顶照明对于目视检查至关重要。使用 Penlight 或类似工具实现切线照明，突出轮廓和表面特征。

（3）全场反射　像 Makyoh 地形学这样的技术使用了准直光束的全场反射，通过分析反射光图案，可以检测表面的不规则性。

（4）表面变形测量　光学方法可以测量脊柱部分的表面变形。

这些方法利用反射、折射和干涉等原理来评估脊柱表面的形态和特征。总之，脊柱表面的光学检查结合了视觉评估和专门技术来评估其特征。

022

体表光学检查流程是什么？

（1）准备　患者舒适的站立或坐着，背部应充分暴露。

（2）设备设置　检查员使用三维光学成像设备，将探头放置在患者的脊柱区域。

（3）图像采集　设备开始扫描，捕捉脊柱的三维图像。

（4）数据分析　分析获取的图像以评估脊柱的曲率、角度和形态。

（5）结果演示　结果立即显示在屏幕上，供医生和患者参考。

这项创新技术可以更频繁地监测脊柱侧弯的程度，为治疗和疾病管理提供更好的反馈。

023

体表光学检查的优势是什么？

身体脊柱表面光学检查在评估脊柱弯曲和相关状况方面具有多种优势，具体如下所示。

（1）无辐射　与传统的 X 射线检测不同，光学检测不涉及辐射暴露，这使患者更安全，尤其是在需要频繁监测的情况下。

（2）便携性和便利性 体表光学检查无需专业设备，即可随时随地进行光学检测。它适用于各种环境，包括诊所、学校和偏远地区。

（3）全脊柱成像 光学系统可捕捉整个脊柱的图像，提供全面的视图，可评估脊柱弯曲、旋转相关信息。

（4）三维分析 通过分析三维表面数据，临床医生可以评估脊柱是否畸形。这有助于制定治疗计划和监测病变发展。

总之，身体脊柱表面光学检查具备安全性、便利性和全面成像的特点，对评估脊柱健康具有价值。

? 024

如何进行脊柱侧弯的自我检测？

以下是脊柱侧弯自我检测的步骤。

（1）站直并观察 双脚并拢站立，手臂放松。从正面、背面和侧面照镜子。注意肩膀、臀部或腰部的任何不对称或不均匀。

（2）检查肩高 观察一侧肩膀是否高于另一侧肩膀。注意有无更突出的部位。

（3）评估腰部和臀部 检查腰部是否平坦，或者一侧臀部是否比另一侧突出，观察手臂和躯干之间是否有缝隙。

（4）观察头部位置　头应该位于身体中央。检查头部是否稍微偏向一侧。

（5）腿长对比　站直，比较双腿的长度。左右不一致的腿长可能是脊柱侧弯的表现。

请记住，自我检测不能代替专业评估。如果注意到任何以上迹象或有任何担忧，请咨询医生进行适当评估。早期发现和及时干预可以带来更好的结果。

? 025

疑似脊柱侧弯如何确诊？

疑似脊柱侧弯时，首先应该向专科医师征询意见。接受专业人员的彻底检查，包括但不限于影像学检查，如拍摄 X 线片，并根据 X 线片做出相应诊断。X 线片的拍摄最好是在从事脊柱侧弯筛查或诊疗的专业机构或者有脊柱侧弯 X 线检查经验的医院进行。拍摄时，患者需处于站立位。X 线片的拍摄需包括全脊柱节段。

❓ 026

如何实施大规模脊柱筛查？

实施大规模脊柱筛查是指使用一种系统的方法来识别有脊柱疾病风险的个人。潜在的脊柱疾病包括：脊柱侧弯、驼背或其他脊柱异常。流程分为初步筛选、精确筛选，以及随访和转诊。

1 初步筛选

1 人口意识：提高大众对脊柱健康和早期检测重要性的认识。对公众、学校和医疗保健提供者进行脊柱疾病教育。

2 校本课程：与学校合作，为儿童和青少年进行脊柱筛查。培训学校护士或其他医疗保健专业人员进行脊柱健康的基本评估。

3 社区健康博览会：组织健康博览会或社区活动，向与会者提供免费或低价的脊柱检查。

4 公共卫生运动：利用媒体渠道（电视、广播、社交媒体）提高脊柱健康意识。鼓励个人在发现任何脊柱异常时寻求专业评估。

2 精确筛选

1 临床评估：将初步筛查结果呈阳性的个人转介给医疗服务提供者，以进行全面的临床评估，包括：详细的病史、体格检查（观察、触诊、活动范围）、神经评估（反射、肌肉力量、感觉）等。

❷ 成像：为了进行精确评估，需进行 X 线、超声、MRI 或 CT 扫描，可评估脊柱弯曲、排列和任何结构异常以及双侧肌肉对称与否。

❸ 基因检测（如果适用）：对于脊髓性肌萎缩症等疾病，基因检测可以识别携带者或受影响的个体。一些地区已经实施了 SMA 新生儿筛查方案。

3 随访和转诊

❶ 基于评估结果，咨询骨科专家、物理治疗师或脊柱健康顾问。监测进展并提供适当的干预措施。

❷ 教育和支持：对患者和家属进行脊柱健康管理教育。如有需要，为锻炼、支具佩戴或手术提供资源。

大规模脊柱筛查需要医疗机构、学校和社区之间的合作。早期发现和及时干预可以预防并发症，并改善预后。

第三章

脊柱侧弯的治疗

脊柱侧弯一定要治疗吗？治疗目的是什么？

脊柱侧弯在什么情况下可以不治疗？

　如果不治疗，有什么后果？

脊柱侧弯的治疗方式有哪些？

年龄较小的脊柱侧弯患者如何进行治疗？

脊柱侧弯保守治疗时需要注意什么？

……

第一节 概述

?001

脊柱侧弯一定要治疗吗？治疗目的是什么？

脊柱侧弯通常需要进行治疗，即使侧弯程度较轻，如果不进行及时干预，侧弯也可能会逐渐加重，影响脊柱的正常生理功能，并可能导致胸廓发育受限、心肺功能受损等严重后果（图3-1）。因此，建议患者在发现脊柱侧弯后，及时寻求专业医生的帮助并进行治疗。具体的治疗方案和决策应根据患者的具体情况和医生的建议来确定。

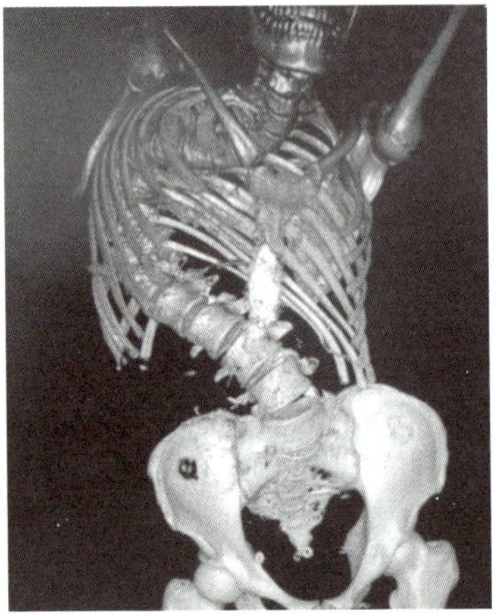

图3-1 脊柱侧弯导致胸廓发育受限

脊柱侧弯的治疗目的主要是减轻疼痛、改善外观、恢复脊柱的外观与正常生理功能、防止侧弯进一步加重以及预防相关并发症的发生。通过治疗，可以帮助患者提高生活质量，恢复正常的工作和生活能力。如果正面临脊柱侧弯的问题，请务必咨询专业医生以获取更详细和准确的信息。

? 002

脊柱侧弯在什么情况下可以不治疗？
如果不治疗，有什么后果？

一般来说，脊柱侧弯都需要进行治疗。然而，在某些情况下，医生可能会建议采取观察暂不予治疗的策略。如侧弯程度非常轻微且稳定，患者已发育完全且没有继续发展的迹象，以及患者因身体原因无法接受手术治疗时。但即使在这些情况下，也需要定期进行复查，以便及时监测侧弯的变化并采取相应措施。

如果不治疗脊柱侧弯，侧弯可能会逐渐加重，导致脊柱畸形更加明显，影响患者的体态外观和自信心。同时，侧弯还可能影响胸廓的正常发育，限制心肺功能，导致呼吸困难、心肺功能下降等问题（图 3-2）。此外，严重的脊柱侧弯还可能引起脊髓神经损伤、颈肩腰背部肌肉酸痛、疲劳、被挤压的器官功能降低、逐渐衰损等症状，影响患者的日常生活和学习工作，也影响寿命。及早治疗脊柱侧弯对于预防这些严重并发症至关重要。

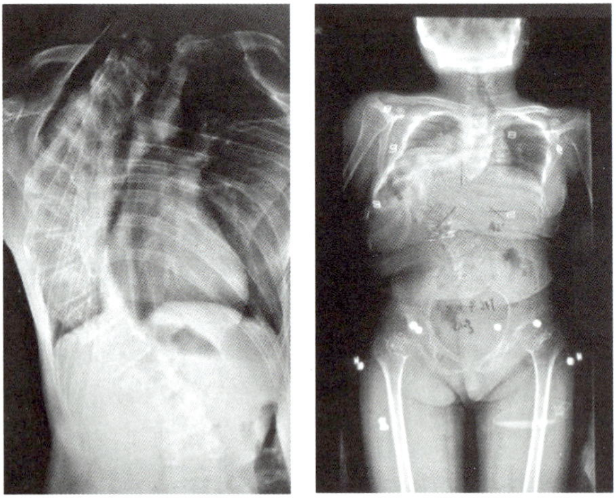

图 3-2　脊柱侧弯影响胸廓的正常发育

? 003

脊柱侧弯的治疗方式有哪些?

脊柱侧弯的治疗方式主要取决于侧弯的严重程度和患者的年龄。治疗方式包括非手术治疗和手术治疗两大类。非手术治疗主要包括中医针灸、刃针、推拿、正骨手法治疗、物理疗法、支具矫形、特定运动锻炼等。手术治疗则通常针对严重的侧弯患者。

脊柱侧弯的物理治疗是指通过一系列物理手段和方法，如运动疗法、牵引疗法、支具治疗等，来减轻侧弯继发的疼痛和不适，改善脊柱功能，以促进纠正脊柱侧弯畸形的治疗方法。脊柱侧弯的物理治疗方法包括但不限于以下几种。

（1）**运动疗法**　通过特定的运动锻炼，如瑜伽、打太极拳、八段锦、引体向上和蛙泳、平板支撑、俯卧撑等（图3-3），可增强脊柱周围的肌肉力量，提高脊柱的稳定性，并有助于纠正侧弯。

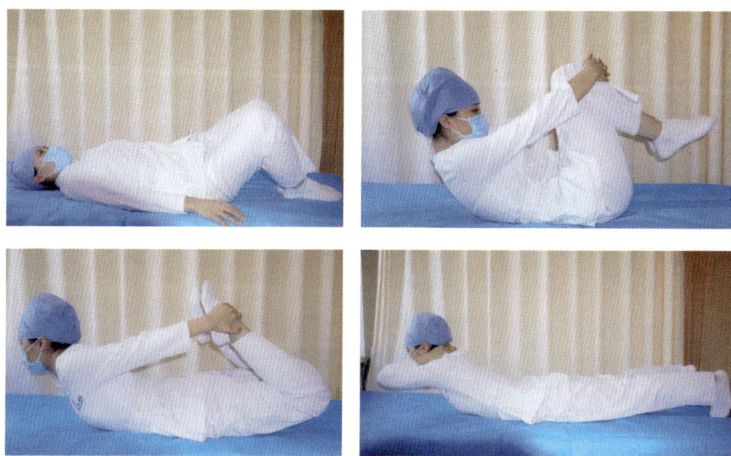

图 3-3　运动治疗脊柱侧弯

（2）**牵引疗法**　通过牵引装置加大椎体间隙，使发生粘连的组织松解，达到复位的目的，同时有助于改善气血循环。

（3）**支具治疗**　佩戴定制的支具或石膏固定，通过外力将侧弯的脊柱矫正。

物理治疗通常需要持续数周到数月不等，具体时间取决于病情的严重程度和个体差异。在治疗期间，患者需要定期接受治疗并进行康复训练，以达到最佳效果。实际效果因个体情况而异。对于轻度或中度侧弯的患者，物理治疗可能起到显著的改善作用，能够减轻疼痛，改善身体形态和功能。然而，对于严重的脊柱侧弯，物理治疗可能只能起到一定程度的辅助作用，患者可能还需要考虑手术治疗。

此外，物理治疗可能有一些潜在的并发症或风险，如皮肤刺激、过敏、肌肉疲劳或拉伤等。因此，在进行物理治疗时，患者需要密切关注自己的身体反应，如有不适，应及时向医生或治疗师反映。

请注意，每个患者的具体情况不同，因此在进行物理治疗之前，建议咨询专业医生或治疗师，以获取针对个人情况的详细治疗建议。

? 004

年龄较小的脊柱侧弯患者如何进行治疗？

对于年龄较小的患者，由于他们的脊柱仍在发育阶段，因此通常会优先考虑非手术治疗方法，包括观察、中医正骨手法治疗、支具矫形和运动锻炼。这些方法旨在控制侧弯的进展并促进脊柱的正常发育。同时，还需要定期复查以监测侧弯的变化情况。

? 005

脊柱侧弯保守治疗时需要注意什么？

进行保守治疗时，脊柱侧弯患者需要注意以下几点。

（1）早期发现与治疗　对于青少年患者，早期发现脊柱侧弯并进行干预治疗效果更好。

（2）配合治疗　患者需要按照医生或治疗师的建议进行物理治疗，包括正确佩戴支具、按时进行运动锻炼等。

（3）定期随访　患者需要定期到医院或诊所进行随访，以便医生或治疗师评估治疗效果，并根据情况调整治疗方案。

（4）保持正常活动　在医生或治疗师的指导下，患者可以在脱去支具的情况下进行正常的活动、背部训练和体育锻炼，以保持身体的灵活性和功能。

? 006

中医一般采取什么方法治疗脊柱侧弯？

对于脊柱侧弯的治疗，中医既要分型治疗，也要辨证论治。这不仅仅针对脊柱侧弯的脊柱及其周围肌肉软组织，还包括了内脏脏腑的调理、情绪因素的调理、体质和行为习惯的调整。常用的治疗方式包括针灸治疗、手法治疗、小针刀治疗、整脊治疗、中医内科（中药内服、外用）治疗、中医食疗、传统功法导引训练。这些治疗经过了多年的临床实践，都按照中医辨证分型方式进行，对于青少年的脊柱侧弯治疗可以达到很好的疗效。

? 007

中医防治脊柱侧弯的主要原理是什么？

在中医的理论体系中，脊柱侧弯通常与肝肾不足和筋骨失养有关。因此，使用中药治疗脊柱侧弯的主要原理是补肝肾、强筋骨、通经络，通过调整身体的内部环境，促进脊柱的自然修复和再平衡。其中，补肝肾、强筋骨、通经络是中医特有的概念，是针对脊柱侧弯治疗的重要内容。具体解释如下。

1 补肝肾

在中医看来，肾藏精，肝藏血，精血同源，互相转化。肾的精气充盈，能够滋养肝血；而肝血充足，也能进一步充养肾精。因此，通过药物、饮食、针灸、推拿、气功等多种方法，可以补充肝肾的精血，增强其生理功能，减少脊柱侧弯发生进展的可能。

2 强筋骨

中医认为"肾主骨，肝主筋"，筋骨的强壮与否与肝肾的健康状况紧密相关。肾精充足则骨髓生化有源，骨骼得到滋养而强健；肝血充足则筋脉得到濡养，运动灵活。通过补益肝肾可以增强筋骨的强度和耐力，有利于预防脊柱侧弯的发生。

3 通经络

经络是气血运行的道路，也是疾病传播的途径。经络通则身体康泰，经络不通则生百病。中医通过药物、针灸、拔罐、按摩、刮痧等方式，可以疏通经络，调和气血，平衡阴阳，达到预防疾病和促进健康的目的，有助于维持脊柱健康，防止侧弯发生。

? 008

现代中医治疗脊柱侧弯有什么新的观点吗？

到了近代，对于脊柱侧弯的中医手法研究也有了很多新进展。空军特色医学中心的赵平教授认为，脊柱手法调整阶段发展到近现代，脊柱治疗的手法理论与技巧上应该有更多的革新，具体体现在中医脊柱侧弯的手法操作上更要以脊柱解剖学为基础，将传统优秀中医正骨手法与部分现代生物力学的理念相结合，使手法操作更具安全性和理论性。其在脊柱手法操作技巧中加入了符合生物力学特性的改进，保证了对于脊柱侧弯治疗的安全性。例如，对于脊柱小关节的调整，使用定点旋转或定点牵扳手法，既避免了盲目斜扳法导致的脊柱暴力损伤，也减少了对于脊柱侧弯的剪切损伤。并且操作者根据疾病的不同原因，结合患者脊柱的个体差异等情况，对于脊柱同一节段的局部紊乱，可能在中医手法处理上不尽相同。例如，在脊柱侧弯伴随有相应神经刺激症状时，关节紊乱会对神经根袖等部位有所刺激，此时操作者应该避免这个脊柱节段的手法操作或减少实施手法的刺激。等到神经刺激减轻后，再予以脊柱关节紊乱矫正，达到脊柱手法"因人而异""因病而异""因时而异"的最佳治疗理念。平谷区中医医院见国繁教授认为，先施针法和灸法或者做 0.35mm × 0.40mm 刃针的治疗，再做脊柱推拿放松手法及正骨手法，能更有效达到筋柔骨正的目的。

? 009

古代有中医手法治疗脊柱侧弯的记录吗？

我国古代就有中医手法治疗脊柱侧弯的记录，时至今日，手法治疗仍然是常用的脊柱侧弯的保守治疗方法之一。早在《素问·缪刺论》中就有"按摩勿释，着针勿斥，称气于不足，神气乃得复"的记载。到了清代，刘闻一所著《捏骨秘法》中专列"捏脊骨法"，强调"凡脊骨疼，何处疼，必定何处高"。这是比较早期的利用望诊的方法观察脊柱侧弯的记录。治疗方法：术者用大拇指在患者脊骨高处略略一按，使得高低脊骨相平，即愈。这种手法整复方法强调了对于脊柱侧弯的手法治疗要点。随着解剖知识的进一步普及，中医手法治疗脊柱侧弯也逐步精准化、标准化，对于脊柱侧弯的治疗有更好的疗效。

?010

中医手法需要对脊柱侧弯的每一个节段都进行手法调整吗？

人体脊柱是一个有机的生物力学整体结构，这意味着脊柱的各个节段之间都有着紧密的联系。颈椎、胸椎、腰椎各个节段的紊乱都可能产生互相代偿影响，这也给手法治疗带来困难。很多人在治疗的时候都选择"面面俱到"的全脊柱治疗，但是从临床实践中来看，寻找到最初的原始紊乱点并予以矫正，是矫正脊柱侧弯整体代偿紊乱的关键点。对于原发紊乱的治疗，可以起到纲举目张的作用，不必对每一个脊柱节段紊乱做过分纠正和调整。只要准确地解除关键脊柱节段的原始紊乱，就能提纲挈领地解除脊柱侧弯的不利代偿，有利于整体脊柱的自组织恢复。人体脊柱的力学系统具有十分充分的自稳功能，治疗应充分利用机体自然的力学自稳系统，许多情况下，脊柱侧弯的自然恢复才是最好的恢复。随着脊柱关键阶段的手法松解，代偿不利消除，整体脊柱的内外生物力学动静态平衡恢复，脊柱侧弯患者生活工作的各个方面均改善。对于脊柱侧弯的手法治疗来说，解除原始关键点紊乱，促进脊柱的自然整体恢复，尤为重要。

第二节　中药防治方案

❓001

如何辨别脊柱侧弯先天不足的各种证型？有什么推荐的相关中药内服药物及服用方法吗？

1 肾气不足证

【症状】患者脊柱侧弯畸形，剃刀背，高低肩，平时神疲乏力，气短、易劳累。舌质淡红，苔薄白，脉细弱。

【治法】滋阴补肾纳气。

【方药】六味地黄丸。熟地黄、山药、山茱萸、茯苓、泽泻、牡丹皮。

【服用方法】口服。大蜜丸一次1丸，每日2次。

2 肾阳亏虚

【症状】脊柱呈侧弯畸形，平素体弱，发育晚于同龄。平时四肢末梢冰凉，喜暖。久立、久坐后腰部隐隐作痛，酸软无力，畏寒肢冷，尤以下肢为甚，甚至出现下肢浮肿。精神萎靡，面色白或黧黑，小便多，颜色淡，夜尿频多。舌淡胖苔白，脉沉弱无力。

【治法】温肾壮阳。

【方药】金匮肾气丸。熟附片、肉桂、熟地黄、山药、山茱萸、茯苓、泽泻、牡丹皮。

【服用方法】口服。大蜜丸一次1丸，每日2次。

3 肾精不足证

【症状】脊柱侧弯畸形，腰酸腿软，周身骨骼发育迟缓，脊骨融合居多。平时活动常见头晕眼花，耳聋失眠，自汗盗汗，昼尿频多、尿后余沥不净、夜尿清长、小便失禁，口燥舌干，舌红少苔，脉细。

【治法】滋阴补肾，填精益髓。

【方药】左归丸加减。熟地黄、山药、山茱萸、茯苓、枸杞子、杜仲、菟丝子、牛膝、当归、鹿角胶（烊化冲服）、龟板胶（烊化冲服）、肉苁蓉。

【服用方法】水煎，取汁250~300毫升，分3~4次温服，每日1剂。亦可服用中成药，口服。大蜜丸一次1丸，每日2次。

4 产伤及骨证

【症状】脊柱畸形，头颈歪斜，发育迟缓，肋骨隆突，背如剃刀，舌淡红，苔少，脉沉涩。

【治法】补精填髓，益肾壮骨。

【方药】寒谷春生丹。鹿茸、淫羊藿、巴戟天、肉苁蓉、韭菜子、杜仲、仙茅、蛇床子、附子、肉桂、熟地黄、当归、枸杞子、山萸肉、人参、白术。

【服用方法】水煎，取汁250~300毫升，分3~4次温服，每日1剂。

❓002

如何辨别脊柱侧弯后天不足的各种证型？有什么推荐的相关药物及服用方法吗？

1 脾肾阳虚证

【症状】脊柱呈侧弯畸形，久坐后腰部隐隐作痛，酸软无力，肢冷，喜暖，纳差，倦怠懒言，气短乏力，大便稀溏。舌质淡红，舌体胖大，脉沉无力。

【治法】温补脾肾。

【方药】真武汤。附子、白芍、白术、干姜、茯苓、桂枝、党参、炙甘草等。

【服用方法】水煎，取汁 250~300 毫升，分 3~4 次温服，每日 1 剂。

2 肝郁化火证

【症状】脊背侧弯，剃刀背，肋骨隆起，左右不一，双肩高低不等。两胁胀满或窜痛，胸闷不舒，且胁痛常随情绪变化而增减，咽中似有异物梗阻感，或见脘痛、呕逆、吐酸水，饮食不畅，腹痛，腹泻，急躁易怒，口苦咽干。舌红苔黄，脉弦数。

【治法】疏肝解郁，清热泻火。

【方药】丹栀逍遥丸。牡丹皮、栀子（炒焦）、柴胡（酒制）、白芍（酒炒）、当归、白术（土炒）、茯苓、薄荷、炙甘草。

【服用方法】口服。水蜜丸一次 6g，每日 2 次。

3 风寒侵袭证

【症状】此证常见于身体遭受风寒邪气侵袭之后，出现脊骨弯曲，颈项强痛，痛引肩臂，或颈肩部麻木、不仁，或伴有淅淅恶风，微发热，头痛身重。舌质淡，苔薄白，脉浮紧。

【治法】祛风散寒，温热止痛。

【方药】九味羌活汤加减。羌活、防风、苍术、细辛、川芎、白芷、黄芩、甘草、地黄。丸剂。

【服用方法】口服。一次 3~4.5g，每日 2 次，宜用姜葱汤送服。

4 暑湿伤筋证

【症状】本证常于暑湿季节发病，症见脊柱侧弯，身热不扬、胸脘痞闷、不思饮食或口渴、心烦、身热、舌苔黄腻。

【治法】清暑祛湿，益津濡脉。

【方药】藿香正气散加减。大腹皮、白芷、紫苏、茯苓、半夏曲、白术、陈皮、厚朴、苦桔梗、藿香、甘草。

【服用方法】水煎，取汁 250~300 毫升，分 3~4 次温服，每日 1 剂。亦可服用中成药藿香正气水，口服，每次 1 支，每日 2 次。

5 跌仆瘀血证

【症状】多有跌仆损伤史，可见脊柱及关节损伤畸形，刺痛拒按，痛处不移，胸胁胀闷，走窜疼痛，性情急躁或抑郁。

面色晦暗或黧黑，舌紫暗或有瘀斑，脉细涩或沉涩，或结代。

【治法】活血化瘀，消肿止痛。

【方药】跌打损伤散。当归、红花、骨碎补（烫、去毛）、苏木、儿茶、续断、自然铜（醋煅）、大黄、桃仁、阴行草、雄黄、栀子、白芷、威灵仙、冰片、方海、琥珀。

【服用方法】口服，一次 9g，每日 2 次，黄酒为引。

6 坐立伤骨证

【症状】常有久立久坐史，伏案工作较多。脊柱侧弯畸形，乏力，筋骨疼痛、喜温喜按，气短形寒肢冷，面色㿠白，腰膝酸软，腹中冷痛、腹泻。舌淡胖大苔白，脉沉无力。

【治法】温补脾肾，健骨增肌。

【方药】双补汤。人参、山药、茯苓、莲子、芡实、补骨脂、苁蓉、山萸肉、五味子、巴戟天、菟丝子、覆盆子、制附片、肉桂。

【服用方法】水煎，取汁 250~300 毫升，分 3~4 次温服，每日 1 剂。

?003

除了上述分型情况，还有什么其他情况和用药吗？

还有一种"客风入脊"的情况，属于外感六淫邪气中的

"风邪"致病。古籍《永类钤方》卷二十一中记载，如果新生儿出生之始不能护背，客风入脊，或坐早伛偻背高，肺受热气胀满，或乳母食五辛，饮热伤肺，致孩子出现龟胸、龟背的情况，可以使用专方"龟背散"。药物组成：大黄（炒）三分，天门冬（去心，焙）、百合、杏仁（去皮尖，炒）、木通、桑白皮（蜜炙）、葶苈（隔纸炒）、朴硝（制）、枳壳各等分。服用方法：为大蜜丸，食后温汤化下。

❓004

有治疗脊柱侧弯的外敷中药吗？

有治疗脊柱侧弯的外敷中药，具体如下所示。

1 外敷中药方

透骨草 20 克，伸筋草 20 克，忍冬藤 20 克，鸡血藤 20 克，川芎 10 克，葛根 20 克，木瓜 20 克，苏木 20 克，白芷 20 克。

2 煎煮外敷方法

每剂中药加 2~3 升的凉水，逐渐煮沸，再小火慢煮 30 分钟。过滤出药渣，留下药液用于治疗。把毛巾叠成长条状，充分浸泡在药液中，捞出拧干，趁热敷在脊柱上，待毛巾凉了，再沾热药液外敷（图 3-4），反复操作，持续热敷时间 20~30 分钟，一天 2 次。过滤出的药渣第二天加水可以继续煎煮，再用一天。夏天热，药液放置过久容易变质，一般不建议第二次使用。

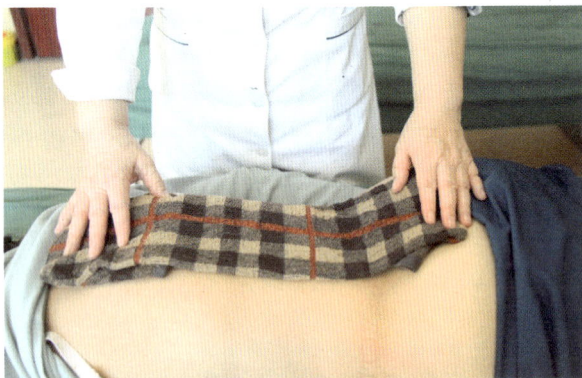

图 3-4　中药热敷

第三节　中医正骨手法治疗

?001

什么是中医正骨手法？

2023 年公布的《青少年脊柱侧凸治未病干预指南》中指出，治疗脊柱侧弯的中医手法主要包括正骨手法（理筋放松类和正骨矫形等）、推拿按摩和针灸等（图 3-5）。

中医正骨手法是指用推、拽、按、捺等手法治疗骨折、脱臼等疾病。正骨对象主要是由外力作用所致的骨、关节和软

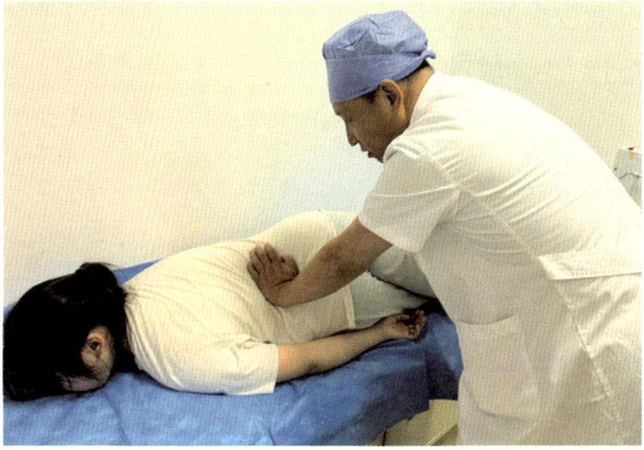

图 3-5 中医正骨手法

组织损伤，但也包括同类原因引起的体内脏器损伤。正骨就是运用熟练的手法，使移位的骨折端正确复位并治疗软组织损伤的一种治疗技术。在脊柱侧弯的治疗中，正骨手法通过调整脊柱椎体间及关节突关节间的位置关系，纠正椎体畸形，以改善脊柱侧弯的症状、恢复椎体正常位置及脊柱正常曲度。

? 002

中医正骨手法治疗脊柱侧弯的效果如何？

中医手法治疗脊柱侧弯的效果因人而异，取决于病情的严重程度、患者的年龄和个体差异等因素。一般来说，对于轻度脊柱侧弯及病程较短患者，中医手法治疗可以取得较好的效果，能够改善脊柱的形态和功能，有效缓解疼痛等不适症状。

但对于程度较重的脊柱侧弯，手法治疗同时往往可能还需要结合其他治疗方法进行综合治疗。

❓003

如何判断脊柱侧弯患者是否适合接受中医正骨手法治疗？

2023 年公布的《青少年脊柱侧凸治未病干预指南》指出，在决定脊柱侧弯患者是否适合接受中医手法治疗前，需要进行详细的评估和诊断。这包括了解患者的病史、症状，进行体格检查和必要的影像学检查。一般脊柱弯度 Cobb 角在 10°~45° 之间，可以进行手法正骨治疗。医师还需要评估患者的整体健康状况和脊柱的稳定性。只有在确保手法治疗安全有效的情况下，才会建议患者接受这种治疗。

❓004

中医正骨手法治疗脊柱侧弯有哪些注意事项？

参考 2023 年公布的《青少年脊柱侧凸治未病干预指南》

中的具体内容，在接受中医手法治疗脊柱侧弯时，患者需要注意以下几点。首先，要选择经验丰富的中医医师进行治疗，确保手法的准确性和安全性；其次，治疗过程中要保持放松和配合，遵循医师的指导进行呼吸和体位调整；此外，治疗后要注意休息和保暖，避免过度运动或劳累；最后，要定期复诊，根据病情的变化及时调整治疗方案。

❓005

脊柱侧弯患者进行中医正骨手法治疗的禁忌证有哪些？

脊柱侧弯患者在进行中医手法治疗时，首先要避免在急性炎症期或疼痛剧烈期进行治疗，以免加重症状。其次，对于有皮肤破损、感染或炎症的部位，也不宜进行推拿或拔罐等手法治疗。此外，对于患有出血性疾病、严重骨质疏松、骨折或脊柱肿瘤的患者，手法治疗也是禁忌使用的。

❓006

为什么脊柱侧弯患者在某些情况下不能接受中医正骨手法治疗？

在某些情况下，脊柱侧弯患者不能接受中医手法治疗是因为这些治疗可能加重他们的病情或带来其他风险。例如，在急性炎症期或疼痛剧烈期，手法治疗可能刺激炎症部位，导致疼痛加剧。对于皮肤破损、感染或炎症的部位，手法治疗可能引发感染扩散或加重炎症。而对于患有严重骨质疏松、骨折或脊柱肿瘤的患者，手法治疗可能导致骨折、肿瘤扩散等严重后果。

第四节　脊柱侧弯中医理筋手法及脏腑手法防治

❓001

什么是中医理筋手法？

从整体上说，针对脊柱侧弯的中医手法主要分为中医理筋手法与中医正骨手法两个大类。其中，中医理筋手法是一种用于治疗伤筋病症的推拿方法。伤筋是指因各种暴力或慢性劳损而造成的"筋"的损伤，这里的"筋"是指骨骼以外的各种软组织，如筋膜、韧带、肌腱、肌肉以及皮下组织等。理筋手法通过按、推、摩、揉、擦等动作，以及屈伸、旋转、牵抖、摇晃等技巧，可达到活血行气、消肿止痛、舒筋活络、滑利关节、理筋顺络、整复错位等作用。

理筋手法是治疗筋伤的主要手段之一，也是中医骨伤科常用的外治法。具体的理筋手法有多种，如舒筋通络法、活络关节法等，每种手法都有其特定的操作方式和功效。例如，舒筋通络法中的轻度按摩法，通过轻柔缓慢地来回直线或圆形抚摩患处，可以起到舒缓肌肉、缓解疼痛的作用；而深度按摩法则通过较重的力量进行推摩，以达到舒筋活血、祛瘀生新的效果。

? 002

脊柱侧弯能够用中医理筋手法治疗吗？

中医手法是治疗脊柱侧弯常用的保守治疗方法之一。脊柱是一个有机的生物力学结构，脊柱的各个节段之间有着紧密的联系。颈椎、胸椎、腰椎各个节段的紊乱都可能互相影响，即存在弱链接（指生物力学链中导致肌肉、骨骼系统功能障碍的薄弱环节），弱链接导致了脊柱侧弯代偿的不断出现。寻找到最初的原始紊乱点往往是治疗整个紊乱的关键。对于原发位置紊乱的中医手法治疗，可以起到"纲举目张"的作用，不必对每一个察觉的紊乱做过分的纠正和调整，只要准确地解除关键节段的紊乱，就有利于整体脊柱的自然恢复。人体脊柱的力学系统具有十分充分的自稳功能，应充分利用机体自然的力学自稳系统，许多情况下，自然恢复才是最好的恢复。对于脊柱侧弯的手法治疗来说，解除关键点紊乱，促进脊柱的自然整体恢复，这一点尤为重要。

? 003

中医理筋类手法治疗脊柱侧弯的具体作用是什么？

中医理筋手法在脊柱侧弯的治疗中扮演着重要的角色，其作用主要体现在以下几个方面。

（1）活血散瘀，消肿止痛　通过特定的手法按摩脊柱周围的肌肉软组织，能够解除血管、筋膜、肌肉群的痉挛，增进脊柱血液循环和淋巴回流，加速瘀血的吸收，从而有利于组织损伤的修复。

（2）舒筋活络，解除痉挛　推拿按摩能够舒展和放松肌肉筋络，使患部脉络通畅，疼痛减轻，从而解除由于损伤所引起的反射性痉挛。

（3）理顺筋络，整复错位　理筋手法能够使跌仆闪挫所造成的"筋出槽、骨错缝"得到整复，常用于治疗外伤所造成的肌肉、肌腱、韧带、筋膜组织的破裂、滑脱及关节半脱位，起到捋顺、整复、归位的作用。

（4）**松解粘连，通利关节** 理筋手法能够活血散瘀、松解粘连、滑利关节，使紧张僵硬的组织恢复正常。对于组织粘连、关节功能障碍者，理筋手法能够使其粘连松解，关节功能逐渐恢复正常。

（5）**通经活络，祛风散寒** 理筋手法能够温通经络、祛风散寒、调和气血，从而恢复机体阴阳平衡，改善肢体功能。

总的来说，理筋手法在中医骨伤科中主要用于治疗各种筋伤病症，通过特定的手法操作，达到舒筋活血、消肿止痛、恢复功能的目的。理筋手法在治疗轻度脊柱侧弯方面属于保守治疗的范畴，对于轻度脊柱侧弯患者，其不仅能够有效地矫正脊柱畸形，还可以保持脊柱的生长能力。

理筋手法治疗的特点：准确，针对性强，见效快，安全，易于操作，患者易于接受，实用。但请注意，理筋手法需要专业的知识和技能，应由经验丰富的中医师进行操作，确保安全有效。如果有相关病症，建议及时就医，寻求专业医生的帮助。

? 004

常见的治疗脊柱侧弯的理筋方法有什么？

理筋整复手法主要包括揉法、按揉法、旋拨法、旋肋法、提肩压胛法。另外，还有杠杆定位手法、卧位牵顿手法、平衡整脊手法及悬吊推拿手法等综合了理筋正骨与运动的综合治疗方法。

1 滚法、按揉法

受术者俯卧，以滚法、按揉法等在脊柱两侧骶棘肌操作，自上而下反复操作3~5遍，充分放松背腰部肌肉。其中凸侧应用弹拨等较重的手法，使痉挛的肌肉放松；凹侧应用滚法、掌根揉法等较柔和的手法，促使萎缩的肌肉变得紧实（图3-6、图3-7）。

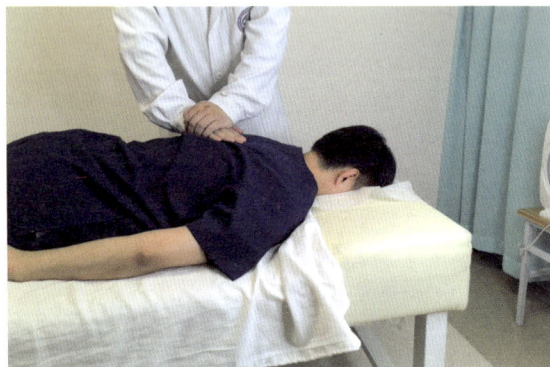

图3-6 滚法

图3-7 按揉法

2 旋拨法

可沿脊柱棘突逐个做旋拨法，以一只手拇指指腹抵于旋转的棘突凸侧，另一只手掌根部按于拇指背面，两手协调用力，将棘突向对侧及外侧旋转扳动，可闻及弹响声，至腰部方向相反，两手叠按，以掌根着力逐个按压肋脊角（图3-8）。

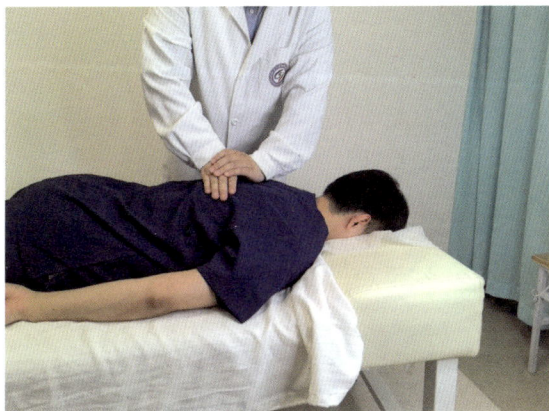

图 3-8　旋拨法

3 旋肋法

受术者呈俯卧位，双臂自然伸直放于体侧。施术者双手叠按，下面的拇指顺着肋骨的走向贴按于肋角，上面的手以掌根按于下面的拇指上，由腰部发力，带动双臂同时用力带动双手旋按，可闻及弹响声（图3-9）。

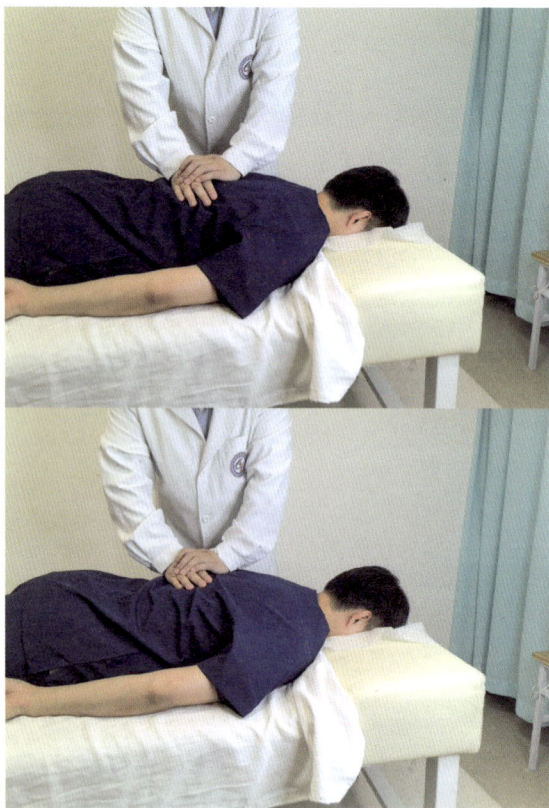

图 3-9　旋肋法

4 提肩压胛法

　　令受术者俯卧，健侧手臂自然伸直放于体侧，患侧上肢抬高约 120°，施术者一只手从患儿患侧肩前至腋下握持其上臂并用力向上及斜后方提肩，另一只手掌心放于其肩胛骨内下缘抵住肩胛骨。嘱受术者放松、自然呼吸，施术者两手同时相对用力，一按一提，反复几次，幅度由小到大，缓缓用力，最后在扳机点位瞬间发力提肩压胛数次。左右各 1 次，然后做卷腰法 1 遍（图 3-10）。

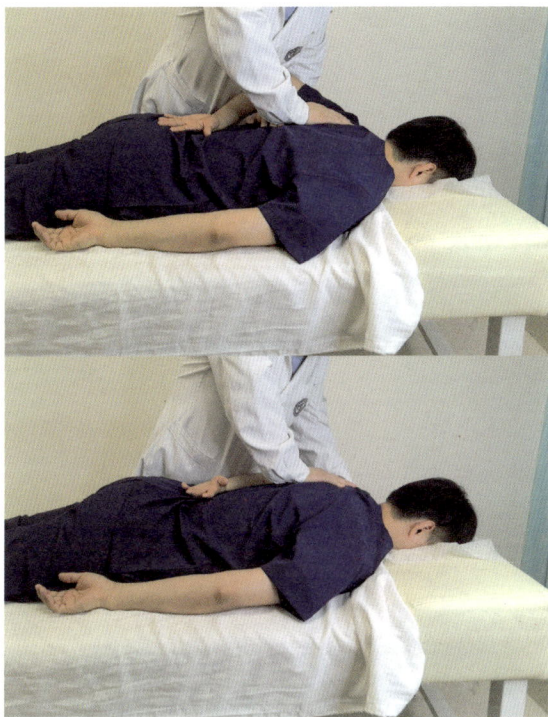

图 3-10 提肩压胛法

5 杠杆定位手法

根据患儿全脊柱正位 X 线片所示脊柱侧弯 Cobb 角最大的部位定位，使患儿俯卧，全身放松，交叉双下肢，施术者右肘关节鹰嘴置于定位处，双手抓住患儿的双侧踝关节，通过费力杠杆，使脊柱产生前屈过伸，当遇到阻力时，用"巧力寸劲"向脊柱 Cobb 角顶点施力，以达到减小 Cobb 角、恢复脊柱曲度的目的（图 3-11）。

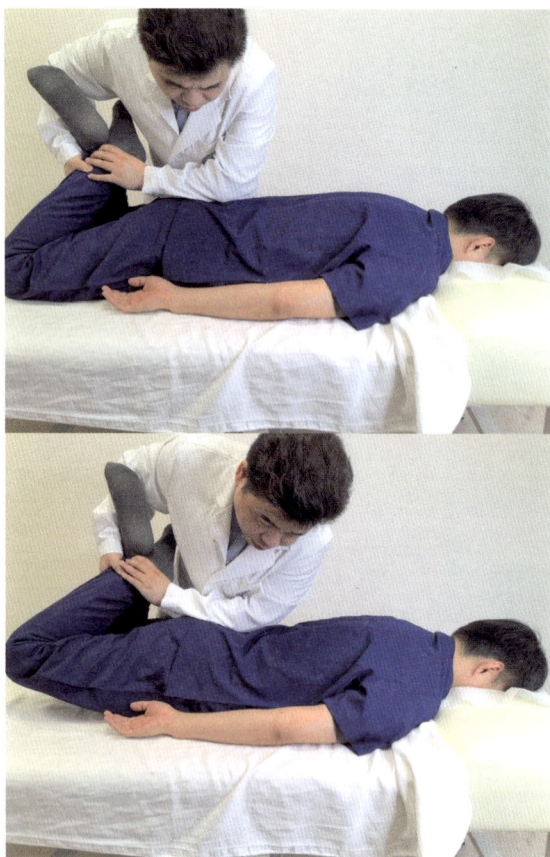

图 3-11　杠杆定位手法

6 卧位牵顿手法

施术者以错位椎体上一节棘突旁开 2cm 左右的位置、错位椎体棘突对侧旁开 2cm 左右的位置分别作为"定点""动点"，2 个助手分立床头和床尾反向牵引，施术者发出指令后瞬间，3 人用爆发力同时作用于病变节段，顺势而为，以达到对机体组织深部充分刺激的目的（图 3-12）。

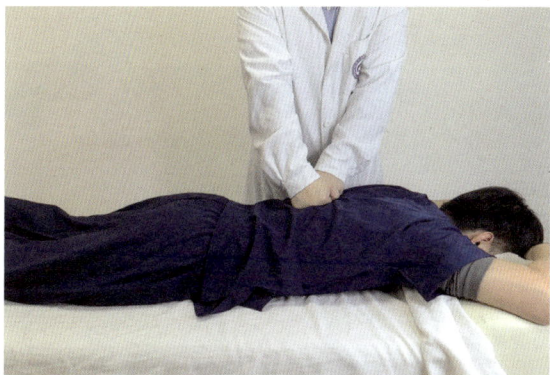

图 3-12　施术者卧位牵顿手法

7 平衡整脊手法

该手法重在以推拿补泻手法处理脊柱两旁不平衡的软组织，在侧弯脊柱的凹侧形成强大的压应力，凸侧产生相应的张应力，强化刺激凹侧部位的肌肉来间接缓解凸侧所代偿产生的高张力，从而平衡脊柱两侧的张应力。施以凸侧轻刺激量手法、凹侧重刺激量手法，以遵"补虚泻实"之则（图 3-13）。

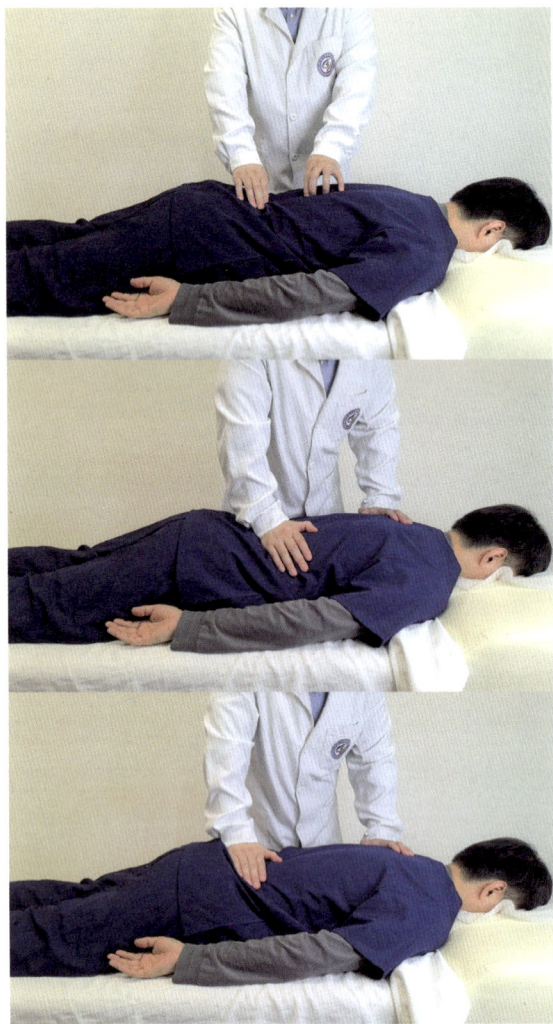

图 3-13　平衡整脊手法

8 悬吊推拿运动技术

根据辨证评估结果，借助悬吊训练治疗（图 3-14）。受术者选择仰卧位、侧卧位、俯卧位等合适体位，沿弱链接所属经络和穴位行推拿手法：虚证顺经推拿为补，实证逆经推拿为泻，同时在阿是穴或肌肉的起止点处施以弹拨法。在悬吊体位下完成相应肌肉关节的开链或闭链运动训练，操作需遵循被动→辅助→主动→抗阻训练的循序渐进原则。30 分 / 次，2 次 / 周，1 个月 / 疗程。

? 005

什么是中医脏腑推拿疗法？对脊柱侧弯有效吗？

中医脏腑推拿疗法是根据"体表－内脏相关"的理论，用手指按压体表穴位（多以腹部穴位为主，也可针对不同疾病选用背部、四肢及头面的穴位）以治疗疾病的一种方法。中医学认为，经络内联脏腑，外络肢节，内脏与体表密切相关。例如背部的背俞穴、胸腹部的募穴，就是脏腑的经气输注和聚集之处。内脏病变往往通过经络反映到胸、背体表；而胸、背体表一些部位的按压刺激，也能通过经络传导到内脏及有关部位而产生治疗效应。根据这一原理，以手法推拿胸、背部的相应点（压痛点），即可通过经络而发挥其调整脏腑功能的作用，

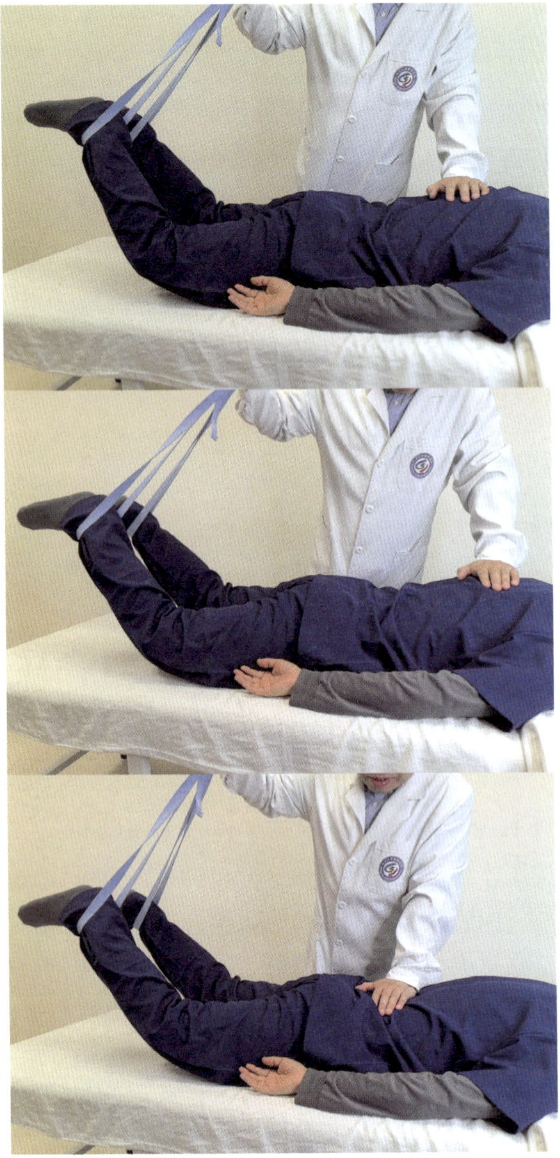

图 3-14　悬吊推拿运动技术

并且还能治疗局部疾患及与脏腑有关的其他疾病。通过调节内脏，能够有效改善患者的呼吸、循环、消化、内分泌、神经等系统的功能，进一步改善脊柱侧弯的症状。

? 006

有什么可以简单自学的脏腑推拿手法吗？

　　一般在家就可以操作的脏腑推拿手法中，揉腹就是很有效的一种方法。揉腹疗法是指用手或肢体的其他部位，按各种特定的技巧动作，在腹部体表操作的一种治病方法。在推拿腹部时，手法要求持久、有力、均匀、柔和，从而达到"深透"的作用。也就是说，手法要按要求持续运用一定时间，根据患者的具体情况用一定的力量，动作要有节律性，不要时快时慢，用力不可时重时轻，动作要轻而不浮、重而不滞。要想取得良好的临床效果，一定要掌握各种推拿手法。腹部不但有很多脏腑器官，也是许多经脉循行和汇集之处，所以对腹部推拿，不仅能对局部疾病起治疗作用，而且能对全身组织器官起调整和促进作用。临床实践证明，除了对于消化系统疾病以及脊柱侧弯的调理，揉腹疗法对高血压、心脏疾病、肾脏疾病、腰痛及妇科多种疾病都有很好的治疗作用或辅助治疗作用。

1 揉腹部的常用手法

　　（1）腹部推拿体位　仰卧，两手自然平伸，下肢伸直，肌肉放松，解开腰带，暴露皮肤，思想集中，呼吸自然（图3-15）。

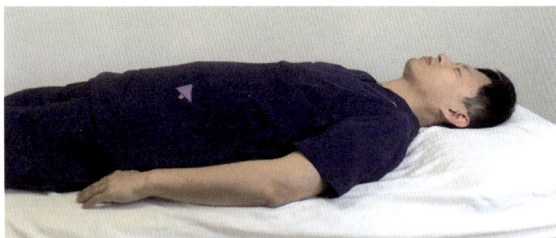

图 3-15　腹部推拿体位

（2）**腹部预备按压法**　以手5指及掌面平按于腹部特定部位，先稍稍用力，然后逐渐减轻向下按压的力量，或以手指罗纹面按于穴位而不动，为按压法。常用于探求腹部穴位得气，以便为下一步的按摩治疗做好准备（图3-16）。

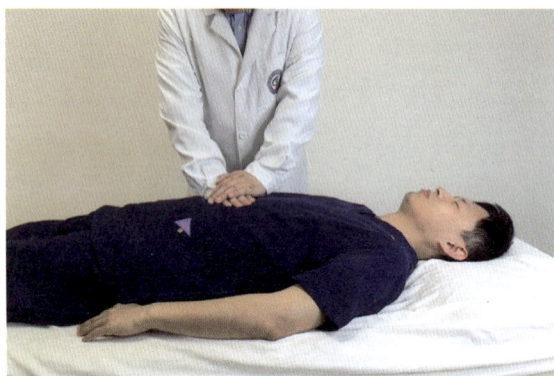

图 3-16　腹部预备按压法

（3）**掌平推法**　以掌根部着力于腹部体表，手指伸直。然后，用肘关节屈伸运动，带动掌面沿经络循行路线单方面沉缓推进，连续操作5~15次。此法较拇指平推法刺激缓和，具有较好的活血解痉、宽胸理气作用（图 3-17）。

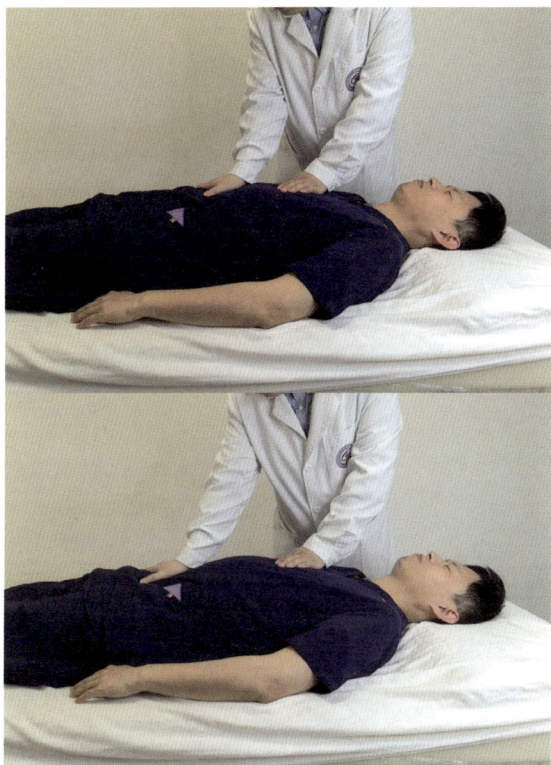

图 3-17　掌平推法

（4）指腹揉法　以食指、中指、无名指指腹揉动腹部特定穴位，如中脘穴，神阙穴、关元穴、气海穴等，呈直线或同心圆式推进（图 3-18）。

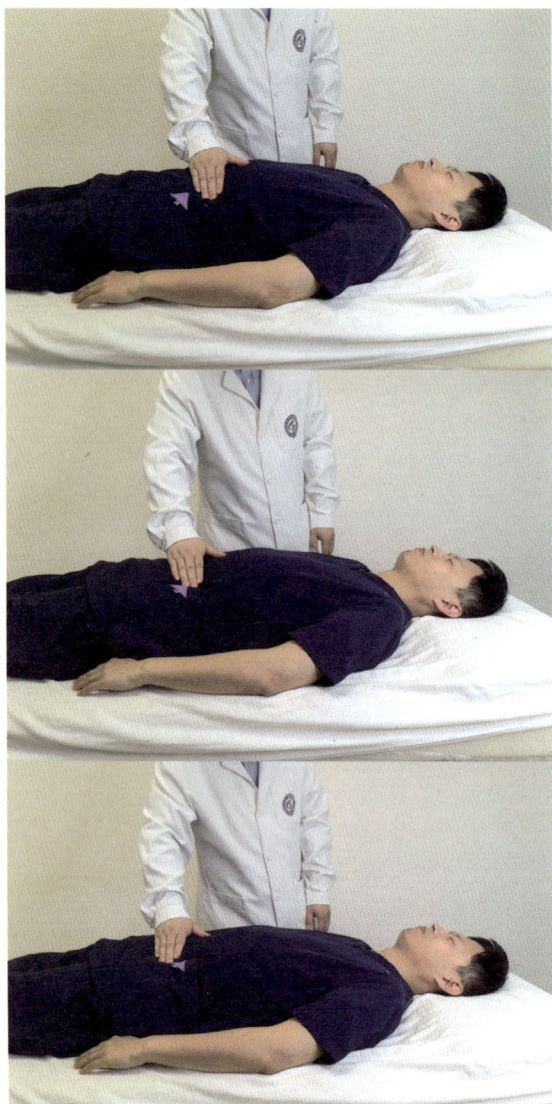

图 3-18 指腹揉法

（5）**托法** 仰卧，将双手的食指、中指、无名指、小指伸直并拢，在腹部触及下垂之胃大弯轮廓后，以手指罗纹面与掌小鱼际缘着力，托住胃大弯，深吸气运动，将胃大弯沿逆时针方向上托。此法有益气健脾、提升胃腑的作用（图 3-19）。

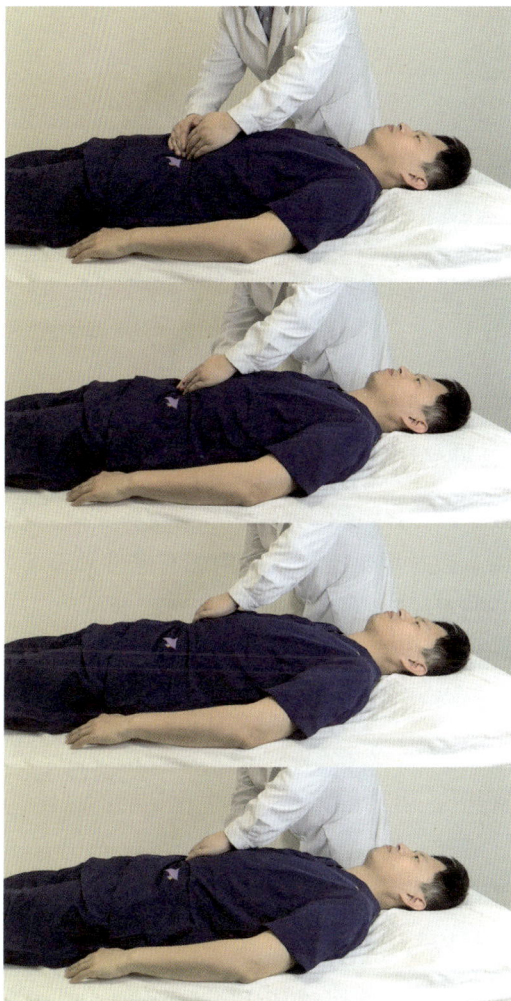

图 3-19 托法

（6）**按法** 用指面着力的称指按法，用掌面着力的称掌按法，用肘尖着力称肘压法。指按法接触面小，刺激强弱容易控制，适用于人体各部的经络穴位，如按揉足三里、三阴交、胃俞，等等（图3-20）。

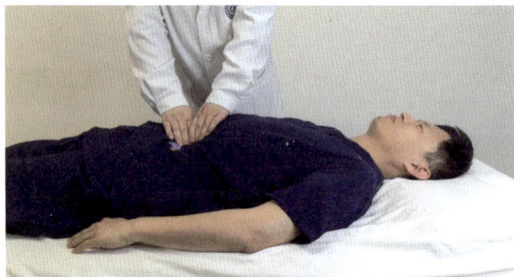

图 3-20 按法

2 注意事项

❶ 操作时，可按适应条件采取体位，平卧。一般要求解开衣裤，以直接揉摩为宜。凡腹内患有恶性肿瘤、内脏出血、腹壁感染及妇女妊娠期间均不宜用揉腹按摩。

❷ 操作时，必须凝神息虑，动作和缓均匀。摇转上身时，不可过快过急，切忌闭气着力。按摩后，以自感轻松、舒适、无疲劳感为度。

❸ 操作时，由于胃肠蠕动等生理功能的变化，常会出现腹内作响、嗳气、腹中温热感或易饥饿等现象，这属正常的效应，可顺其自然，无需做任何处理。

总之，揉腹疗法能够针对腹部病症的原因和病理状态发挥相应的治疗作用，如通经活络、行气止痛、消肿化瘀等，具有良好的保健治疗作用。

第五节　中医针灸、刃针治疗

?001

采用中医针刺治疗脊柱侧弯该如何操作？

中医针灸适用于治疗特发性脊柱侧弯。患者采取俯卧位，医生针刺治疗点：在曲度较大部位的脊柱两侧施针（图3-21），凸侧扎针多，凹侧扎针少，醒针20分钟同时做脊柱自我摆动。便利条件下还可以做热疗照射或悬灸。

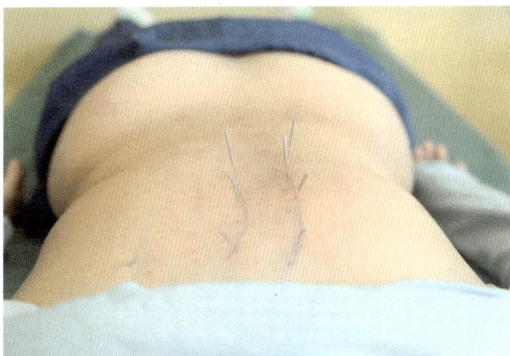

图 3-21　针刺治疗

❓ 002

中医刃针治疗脊柱侧弯如何操作？

刃针技术是以《灵枢》"解结"理论为指导，以减压为主要作用的中医临床操作方法。主要用于治疗软组织损伤导致的疼痛和功能障碍，以及影响内脏器官导致的功能性症状。

基本操作方法如下所示。

（1）定位　按经络或肌肉走向切循，触找压痛和异常改变点，用定点笔标记。

（2）消毒　局部常规消毒。

（3）进针　患者俯卧位，医者一侧手指按压并捏住套管，另一手快速叩击针柄穿过皮肤，患者无明显疼痛感（图 3-22）。

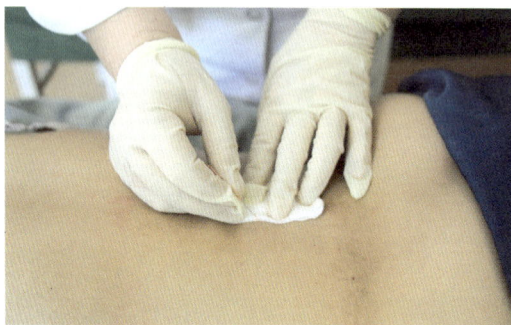

图 3-22　刃针治疗

按浅筋膜—深筋膜—肌肉—骨面的顺序，逐层深入。通过阻力突然减小的"落空感"来判断层次。

第六节　支具治疗

?001

什么是支具矫形？脊柱侧弯能用支具治疗吗？

支具矫形是一种常用的非手术治疗方式，通过使用个体化定制的矫形器具，如脊柱侧弯矫正器，帮助改善脊柱的姿势，减缓侧弯的进展。这些矫形器具通常需要根据患者的具体情况进行定制，并需要患者长时间佩戴。

脊柱侧弯患者通过佩戴特制的矫形支具，可以改善脊柱的姿势，减少侧弯的角度，并控制侧弯的进展。支具治疗通常适用于侧弯轻中度的患者，特别是处于生长发育期的青少年。

?002

采用支具治疗脊柱侧弯需要佩戴的时间是多长？

采用支具治疗脊柱侧弯时，佩戴的时间通常需要根据多个因素来综合决定。

首先，病情的严重程度是一个重要的考虑因素。对于病情较为严重的患者，支具的佩戴时间可能需要更长，以达到更好的治疗效果。在骨骼发育的高峰期，特别是在 10~14 岁之间，支具的佩戴时间应相应增加，以避免病情进一步恶化。

此外，患者的年龄、舒适度以及医生的建议也是决定佩戴时间的关键因素。医生会根据患者的具体情况和病情严重程度给出具体的佩戴时间建议。同时，患者自身如果感到支具过紧或不适，也需要及时与医生沟通，适当调整佩戴时间或支具的松紧度。

通常情况下，脊柱侧弯矫正支具的佩戴时间建议在每天不少于 12 小时，有些情况下甚至需要全天佩戴，只在洗澡、皮肤护理或进行其他必要的活动时暂时取下。在佩戴支具的初期，为了尽快改善脊柱的力线结构，可能需要长时间的佩戴。随着治疗进行和侧弯角度改善，佩戴时间可以逐渐缩短。

总的来说，脊柱侧弯支具的佩戴时间是一个动态调整的过程，需要根据患者的实际情况和医生建议来确定。同时，患者也应定期接受影像学检查，以监测侧弯角度的变化，并根据需要调整支具佩戴的时间和方式。

请注意，支具治疗只是脊柱侧弯治疗的一部分，患者还需要配合其他治疗手段，如康复训练等，以达到更好的治疗效果。

? 003

如何评估支具治疗脊柱侧弯的效果？

支具治疗脊柱侧弯的效果可以通过多种方式进行评估。医生会根据侧弯的角度、脊柱的形态、患者的症状以及日常生活活动能力等多个方面进行综合评估。同时，定期的超声检查或 X 线检查也可以帮助医生了解侧弯的变化情况，从而评估支具治疗的效果。

? 004

支具治疗有哪些优点？

支具治疗脊柱侧弯的优点在于它是一种无创、非手术的治疗方法，相对较为安全。同时，它可以在一定程度上改善脊柱的形态，减缓侧弯的进展，并帮助维持脊柱的稳定性。此外，支具治疗还可以辅助患者进行功能锻炼，提高脊柱周围肌肉的力量和稳定性。

? 005

支具治疗有哪些缺点或限制？

支具治疗脊柱侧弯的缺点或限制：首先，支具需要长时间佩戴，可能对患者的生活和学习造成不便。其次，支具的佩戴需要正确的方法和技巧，如果不正确佩戴或调整不当，可能无法达到预期的矫正效果。此外，支具治疗的效果因个体差异而异，对于侧弯程度较重或进展较快的患者，支具治疗可能效果有限。

? 006

支具治疗脊柱侧弯需要注意什么？

在采用支具治疗脊柱侧弯时，需要注意以下几点。

首先，患者需要在医生的指导下选择合适的支具，并根据医生的建议进行佩戴和调整。

其次，患者需要定期到医院进行复查，以便医生及时了解侧弯的变化情况，并根据需要进行支具的调整或更换。

此外，患者在佩戴支具期间需要保持正确的姿势和动作，避免过度活动或剧烈运动，以免影响矫正效果。

? 007

支具治疗脊柱侧弯有什么可能的并发症？

1 皮肤刺激或过敏

由于支具需要长时间与皮肤接触，有些患者可能会出现皮肤红肿、瘙痒或起疹子等过敏症状。这通常与支具的材质或清洁度有关。

2 局部疼痛或不适

长时间佩戴支具可能会对局部肌肉或骨骼造成压迫，导致疼痛或不适感。这通常可以通过调整支具的佩戴方式或增加休息时间来缓解。

3 肌肉萎缩

由于支具限制了脊柱和周围肌肉的活动范围，长时间佩戴可能会导致肌肉萎缩。为了预防这种情况，患者需要在医生的指导下进行适量的功能锻炼。

4 脊柱僵硬

长时间佩戴支具可能会使脊柱变得僵硬，影响日常活动。因此，在佩戴支具的同时，患者也需要进行适当的伸展运动，以保持脊柱的灵活性。

5 心理压力

对于青少年患者来说，长时间佩戴支具可能会对他们的心理造成一定的压力，如自卑、焦虑等。因此，除了关注支具的物理治疗效果外，还需要关注患者的心理健康，提供必要的心理支持和疏导。必要时，可以在家佩戴，避免在学校佩戴而引起患者的其他心理问题。

为了减少上述并发症的发生，患者需要严格按照医生的指导进行支具的佩戴和调整，并定期到医院进行复查和评估。同时，保持积极的心态和良好的生活习惯也是非常重要的。

? 008

哪些脊柱侧弯患者不适合使用支具治疗？

1 侧弯程度严重的青少年

当青少年型的脊柱侧凸超过 40°，或两个结构性弯曲达到 50°，或单个弯曲超过 45° 时，支具治疗可能效果不佳。这是因为侧弯程度较重时，支具难以有效矫正脊柱的形态。

2 合并胸前凸的脊柱侧弯患者

这类患者使用支具治疗可能会加重前凸畸形，使胸腔前后径进一步减少，从而不利于病情的控制。

3 不合作的患者

如果患者或家长不配合治疗，不能坚持足够时间佩戴支具，那么支具治疗的效果会大打折扣。

4 支具治疗过程中侧弯迅速发展的患者

如果在支具治疗过程中，侧弯的角度每年继续增加超过5°，表明支具治疗可能无效，应考虑其他治疗方法，如手术治疗。

5 有皮肤问题或过敏史的患者

如果患者皮肤敏感或存在过敏史，使用支具可能会引发皮肤刺激、红肿或过敏反应。

6 患有严重疾病的患者

如患者存在严重的心肺疾病、神经系统疾病等，可能不适合佩戴支具，以免加重病情或引发其他并发症。

第七节　运动锻炼

❓001

脊柱侧弯患者为何需要进行运动训练？日常运动是否会导致脊柱侧弯恶化？

脊柱侧弯患者进行运动训练的主要目的是增强脊柱周围肌肉的力量和柔韧性，提高脊柱的稳定性，从而减轻侧弯的程度，并缓解由此引起的疼痛和不适。

适当的运动不会造成侧弯恶化，反而可以强化呼吸和肌肉使用效能。全身性运动（如跑步、游泳、做体操、骑脚踏车）有助于维持上下肢肌肉力量。

❓002

运动锻炼在治疗脊柱侧弯中有什么作用？

运动锻炼在治疗脊柱侧弯中起着重要作用。特定的运动可以帮助增强脊柱周围的肌肉力量，提高脊柱的稳定性，并有助于改善脊柱的姿势。常见的运动锻炼包括游泳、瑜伽、普拉提等。

❓003

哪些运动适合脊柱侧弯患者？

　　适合脊柱侧弯患者的运动训练包括吊单杠、游泳、瑜伽和燕子飞等。吊单杠可以加强凸侧肌肉的收缩，游泳可以减轻身体的负重并维持肌肉的张力，瑜伽和燕子飞可以增强脊柱周围肌肉的力量和柔韧性。此外，患者还可以尝试打太极拳、散步等低强度运动。

　　注意，虽然吊单杠有助于提升脊椎柔韧性，但强化脊柱旁的肌肉和双脚之间的均衡承重模式才是维持脊柱挺立的关键。

❓004

脊柱侧弯患者运动训练的频率和时长以多少为宜？

　　运动训练的频率和时长应根据患者的具体情况和医生的建议来确定。一般来说，建议患者每周进行数次运动训练，每次训练的时长可以根据个人情况和运动强度来调整。重要的是，患者应保持适度的运动量和训练强度，循序渐进，以身体可以适应为度，避免过度劳累。

?005

脊柱侧弯患者运动训练时需要注意什么？

脊柱侧弯患者在进行运动训练时，首先要避免过于剧烈的运动和反复的腰部弯曲。建议选择低冲击力、对脊柱压力较小的运动方式。同时，运动时应保持正确的姿势，避免过度用力或扭伤。此外，患者应根据自己的病情严重程度和医生的建议，选择适合自己的运动训练方式和强度。

?006

运动训练有什么禁忌？

首先，禁止进行脊柱大重量负重的活动，如举重、蹲杠铃等，这些活动可能加重脊柱侧弯的程度。同样，长时间的背负重物登山也应避免，以免给脊柱带来过大的压力。

其次，避免进行涉及脊柱大幅度扭转和屈伸的活动，如体操中的某些动作。这类活动可能增加脊柱受伤的风险，不利于脊柱侧弯的康复。

再者，禁止进行剧烈运动，如打篮球、踢足球等，因为这些活动可能导致脊柱受到强烈的冲击和对撞，从而加重侧弯程度。

此外，避免反复进行弯腰动作，因为这可能导致腰部肌肉、韧带等软组织劳损，加重腰部疼痛的症状。同时，腰部向左右两侧大幅度的运动也应避免，以减少局部关节磨损的概率。

最后，繁重的体力劳动也在禁忌之列，因为这类活动可能加速腰椎的退变，进一步加重脊柱侧弯的症状。

❓007

运动训练与其他治疗方法如何结合？

运动训练通常与物理治疗、中医正骨手法等其他治疗方法结合使用，以综合改善脊柱侧弯的症状。物理治疗师可以根据患者的具体情况制定个性化的康复计划，包括针对性的运动和拉伸练习。手法则可以帮助促进血液循环、缓解疼痛、改善脊柱功能。患者应在医生的指导下进行综合治疗，以达到最佳的治疗效果。

？008

穿着支具是否可以做运动？

在物理治疗师指导下进行脊椎侧弯矫正运动时，建议脱掉支具。在学校或户外运动时，可以根据情况决定是否脱掉支具。

第八节 脊柱侧弯的手术治疗

？001

脊柱侧弯什么时候需要手术治疗？

对于侧弯度数大于 45° 或者采取保守治疗后角度仍在明显进展（大于 5°/ 年）的脊柱侧弯患者，手术治疗仍是目前主要的治疗手段。超过 80° 以上的侧弯会明显影响患者的外观和心肺等重要脏器功能，必须通过手术治疗来改善外观畸形和心肺功能。此外，先天性脊柱侧弯如果存在发育畸形的椎体时容易导致侧弯进展，也建议尽早手术治疗，防止不可逆转的严重畸形发展。一般 3~5 岁是一个比较好的手术时机。

❓ 002

脊柱侧弯手术成功率是多少？

脊柱侧弯手术成功与否主要是看矫正率。通常来说，矫正率达到 70%~80% 即算手术成功，也就是说通过手术治疗，脊柱侧弯较重的区域恢复到基本正常的序列。与此同时，矫正效果能够长期保持、最好终身维持就算达到成功的目标。如果矫正率没达到预期或者维持时间很短，术后出现各种问题，就是手术效果不理想。

❓ 003

脊柱侧弯手术有风险吗？

脊柱侧弯矫形手术的治疗并不是没有风险。对于 90° 以下度数的特发性脊柱侧弯患者，如果患者本身无严重的基础疾病或脏器功能障碍，手术本身还是相对安全的。多数患者都是儿童青少年，术后的恢复也会很快。手术后的并发症主要包括感染、固定失败、金属引起的疼痛以及神经损伤等。

脊柱侧弯手术风险主要与 2 个因素有关：① 主刀医生的手术经验、技术；② 手术设备。为了降低手术风险，主要措施包括引进各种导航仪器和神经监测设备，尤其是引入导航设备。以前在手术中，医生要把螺钉植入侧弯、旋转及畸形的椎体中，主要依靠临床经验。现在通过导航设备，医生可以通过观看仪器屏幕，在设备的引导辅助下把螺钉放置在合适且准确的位置，降低了植入螺钉的难度，减少了手术的不确定性，使得手术风险降低。

此外，术中截骨与不截骨的风险也有很大的差异。所谓截骨是针对度数很大且僵硬的侧弯的一种手术方式。它会将弯曲最重的脊柱骨截断，然后重新对接，完成矫形。这种手术风险相对较高，术中有可能出现大出血或损伤脊髓。但对于度数很大的脊柱侧弯也能获得更好的矫形效果。此外，早期干预治疗可以有效地延缓手术及降低终末手术的风险。因此，更早地发现侧弯及尽早给予保守治疗十分重要。

? 004

脊柱侧弯的手术方式有哪些？

脊柱侧弯的外科手术大概可以分为前路和后路两种。

1 前路矫正手术

前路矫正手术切口通常在身体的侧方。前路手术可以更好地将有旋转的椎体摆正，与主要侧弯相邻的代偿弯能更好的恢复，所以可以使手术的脊柱节段缩短。而且手术切口在腋下，不影响女性患者穿露背装，满意度更高。但前路矫形手术有可能打开胸腔，术后可能会有胸腔积液等并发症且创伤较大。前路矫正手术主要适用于胸腰段弯曲的脊柱侧弯。

2 后路矫正手术

后路矫正手术是目前采用最多的手术方式。切口在后背正中线附近（图 3-23）。由于后路采用的椎弓根螺钉固定系统（图 3-24）具有很好的矫正力和稳定性，可通过截骨技术获得更好的矫形效果。其优点是操作相对容易，较前路创伤小，手术指征相对广泛。

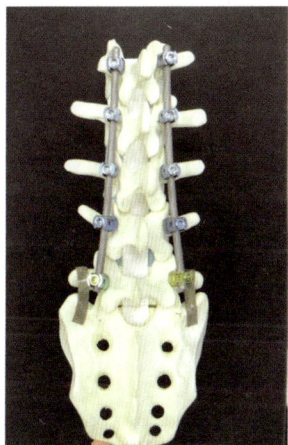

图 3-23　后路矫正手术切口　图 3-24　椎弓根螺钉固定系统

❓005

什么情况下手术前需要牵引治疗？

一般来说，脊柱侧弯有三种情况会在手术前做牵引治疗。①脊柱侧弯程度太重，手术时脊柱由弯变直变化会非常大，可能会导致神经过度牵拉造成损伤。②严重的僵硬的脊柱侧弯，通过缓慢的牵引可使肌肉松弛，矫正部分畸形，降低手术难度及风险。③脊柱侧弯使心和肺受到压迫，需要在术前做牵引治疗，改善患者的心肺功能，使患者的肺活量恢复到可以手术的程度再手术。目前较常见的牵引方式有头盆环牵引、halo 头环牵引等。

❶ 头盆环牵引，是在头上装 1 个环，骨盆装半个环，2 个环之间有 4 根能够伸缩的连接杆，通过调整杆的长度，将脊柱抻直。头盆环牵引装上后可以做到 24 小时牵引，并且不影响患者下肢活动，牵引的力量也足够大，能够到达很好的效果（图 3-25）。

❷ Halo 头环牵引时，患者可以站立，可以行走，也可以坐着，但睡觉时需要去掉牵引。患者在坐位下牵引，四肢活动自如，看书阅读和吃饭都不受影响。如果在牵引过程中自觉牵引力过大导致不适，可以立刻停止牵引，使脊柱得到放松。患者在牵引过程中可以在走廊活动，避免久坐带来的不舒服，患者还可以在牵引的过程中同时休息。牵引后，颈部不会像其他牵引方式那样僵硬甚至影响颈腰椎活动度，卧床休息时也和普

通人躺着睡觉一样。

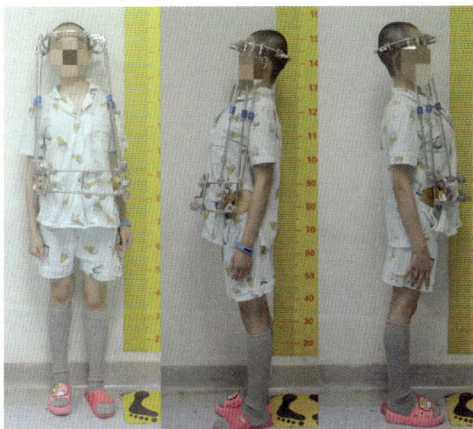

图 3-25 头盆环牵引

? 006

什么是生长棒技术?

儿童仍处于不断生长发育的阶段,儿童脊柱侧弯的手术治疗也要考虑尽量减少对儿童生长发育的影响。这一理念在"生长棒技术"中得以充分体现(图 3-26)。

"生长棒"顾名思义就是要随着儿童的自然生长发育,将前期置入体内的内固定系统定期予以撑开,以满足脊柱的生长。常见的生长棒系统是由上下两个单独的连接棒组成,中间通过一个多米诺连接块相连,起到"生长阀"的作用。可以通过一个相对较小的手术来撑开延长"生长棒"，通常撑开延长的时间间隔为 6 个月左右。它的缺点在于，频繁的手术带来了很大的经济负担，同时反复手术带来的相关并发症发生率也会明显增高。

2012 年，Akbarnia 设计了磁控生长棒，在撑开器内设置一个小的磁力延长装置，体外磁力遥控装置可以通过磁力驱动实现体外延长生长棒，以减少反复多次手术带来的不利影响。此项技术具有很好的前景，但还需要更多的基础研究及中长期随访的验证。

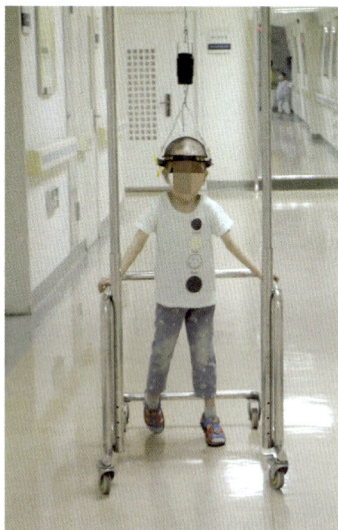

图 3-26　生长棒技术

❓007

脊柱侧弯手术前该如何准备？手术是怎么操作的？

1 手术前准备

（1）改善患者营养状态　增强体质，加强营养。手术存在一定程度创伤，因此为了更快地从手术的损伤中恢复过来，手术之前一定要增加营养（肉、蛋、奶、蔬菜、水果），保证充足的睡眠，适度锻炼。

（2）改善心肺功能　术前应加强呼吸功能锻炼（吹气球、上下台阶、扩胸运动）。

通常情况下，重度脊柱侧弯患者都存在不同程度的呼吸功能受限的表现，具体表现是跑步、上楼梯甚至稍微走快一点就会感到气短、气促。

最简单的肺功能锻炼的方法就是吹气球。购买一些气球，使劲用力吹，直至将气球吹破。坚持每天多次练习可以改善肺活量，减少围手术期出现呼吸功能障碍的可能（图3-27）。

（3）避开月经期　女性患者在月经期间是不能够接受手术的，原因是月经期间手术会使术中出血过多，增加对身体的损伤。所以女性患者如果要手术的话，选择月经刚刚结束的时候来医院比较合适。

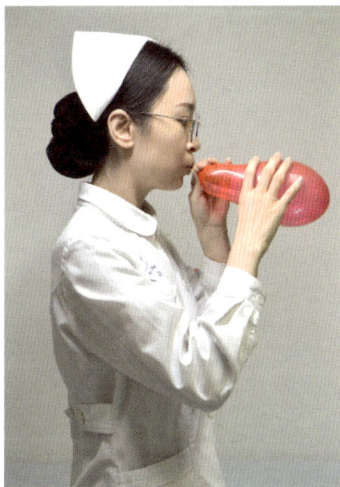

图 3-27　吹气球

2 手术过程中

脊柱侧弯手术目前多采用后路脊柱侧弯矫形椎弓根螺钉植入植骨融合手术。

首先要先进行全身麻醉，然后呈俯卧位趴在专业的手术床上。通过神经监测仪器监控患者的神经功能。医生会将患者摆成适合手术的体位，然后对手术区域进行消毒并铺上无菌单。随后手术正式开始，医生会沿着术前规划好的切口轨迹依次切开皮肤、皮下组织，最终将脊柱后方的肌肉剥离，完整地显露出手术操作的整个区域。

然后，医生会根据每个患者的骨质情况和矫形策略，分别在预先规划好的位置植入椎弓根螺钉（图 3-28），这一步是后面矫形的基础，螺钉的位置、数量、质量对手术效果有很大的影响。植入所有螺钉后，就可以开始矫形，通常会用一根长的金属连接棒，将一侧的螺钉连接起来，再通过旋转棒、依次凸侧加压合拢、凹侧撑开等技术将弯曲的脊柱变直。如果患者的侧弯度数很大或者已经很僵硬，还需要用到截骨技术，就是将畸形最严重的顶点部的骨质切除一部分，再把断端重新合拢，以获得更大角度的畸形改善。

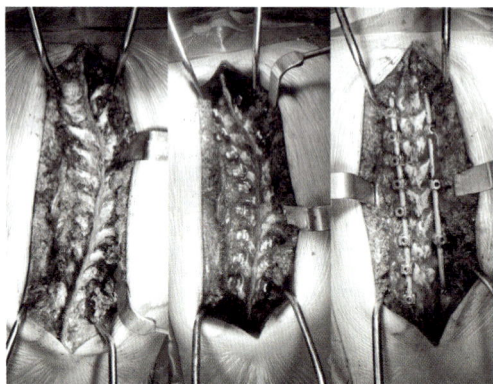

图 3-28　椎弓根螺钉植入

完成矫形之后，医生通过观察患者肩部、后背等形体改善情况，配合术中 X 线透视，以评价矫形效果。如果背部仍明显不平整，还可以切除部分高出平面的肋骨，以改善剃刀背。最后，为了维持矫形效果，会在术区充分植入患者自身或是预先准备的同种异体骨，目的是让整个改善后的脊柱由原来的一节一节最终可以融合成一个整体而保持脊柱的矫形效果。完毕之后，缝合切口，整个手术结束。麻醉师会减少麻醉药剂量，最终唤醒患者，并根据患者自主呼吸、血压、心率的情况判断是送回病房还是去重症监护室（ICU）度过危险期。

? 008

脊柱侧弯患者如何进行术后康复？

手术后，患者将被送回病房或重症监护室（ICU）接受观察。术后前 6 个小时一般会要求绝对平卧，或在护士的帮助下翻身。患者从手术后苏醒以后，就可以立即开始康复功能锻炼，比如钩脚、抬腿、肺功能和胃肠功能训练等。

1 脊柱侧弯术后肢体功能锻炼

（1）踝泵训练　术后早起可卧床进行踝泵训练，患者呈仰卧位平躺在床上，踝关节用力背伸、跖屈，坚持 3~5 秒再放松，可每小时做 1~2 次，每次约 30 个。

（2）直腿抬高训练　患者平卧，双腿伸直，脚掌与床面呈 90°，绷紧大腿肌肉，缓慢且匀速地抬起一条腿，抬高约30cm，坚持 3 秒钟再缓慢匀速放下。双腿交替进行，可每小时做 1 次，每次 40~50 个。

（3）**轴向翻身训练**　患者家属协助患者进行轴位翻身训练（肩膀、髋关节在一条线上），训练时不要扭曲。此训练有利于避免卧床骶尾部受压。

（4）**屈膝训练**　多次进行膝关节屈曲运动，可避免术后膝关节僵硬。

（5）**腰背肌肉训练**　术后 1~2 周，可进行五点支撑训练（图 3-29），患者仰卧平躺在床上，两脚分开与肩同宽，双腿弯曲，双臂弯曲呈 90°，以脚跟、双肘和头部作为支点，用力抬起臀部及胸腹部，尽量保持胸腹部和膝关节呈一条直线，坚持 3~5 秒钟后缓慢放下，每天做 2~3 次，每次 20~30 个。五点支撑训练中，也可以增加提臀单侧下肢伸直抬起训练、平卧时单腿伸直抬起训练，以及"仙人指路"训练（分别使用跪姿伸直对侧的上下肢）。

术后功能锻炼总体原则：①训练动作缓慢，循序渐进，逐渐增加强度。②训练时间由短到长，次数由少到多，力量逐渐加大。③禁止用力过猛、动作太大，禁止强行锻炼，以免造成其他损伤。

2 脊柱侧弯术后胃肠功能恢复锻炼

术后第 1 天通常可以开始进食流食，但仍以清淡、富含营养的食物为主，可以多吃瘦肉、鸡蛋等高蛋白的食物，多补钙。术后 3~5 天内一般可恢复正常饮食。

腹胀是脊柱侧弯术后常见的现象，主要表现为腹部呈膨胀状态、肠充气、肠蠕动减弱甚至消失。严重腹胀可使膈肌升高，影响呼吸功能，也可使下腔静脉受压，影响静脉回流。

　　术后当日开始，宜进行以下功能训练。①按摩腹部：指导患者以脐周为中心顺时针方向行腹部按摩，2 次 / 天，30 分 / 次。②做自主收腹、缩肛活动，3~4 次 / 天，5~10 分 / 次。

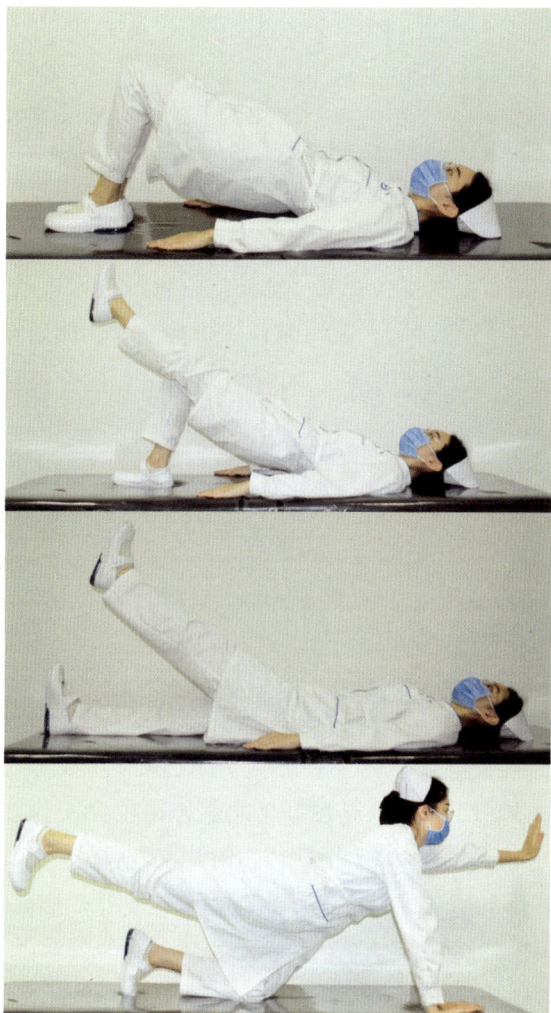

图 3-29　五点支撑训练

❓009

脊柱侧弯术后何时下地站立活动？

脊柱侧弯手术结束 24~48 小时后，如切口引流管引流量明显减少，可拔除引流管。拔管后可以进行一些简单的腰背肌、下肢肌肉锻炼。术后 5 天可拍摄 X 线片，了解手术情况。术后 7 天左右，医生会指导下地站立，可进行床边站立训练。当可以站立 15 分钟时，就可制作保护性支具，此后在佩戴支具的情况下可以行走锻炼。同时需复查站立位全长脊柱正侧位片。

❓010

脊柱侧弯术后何时可以出院？

术后 10~12 天如恢复良好可出院，医生会交代注意事项及复查时间。注意术后定期随访。回到家之后仍应卧床及进行康复锻炼，下地活动时应坚持佩戴支具。支具约要佩戴半年，定期按照出院医嘱去医院复查。

以下从时间纬度介绍脊柱侧弯术后康复的时间节点。

❶ 术后 1 周内，卧床训练为主，积极活动下肢，练习抬

腿、翻身。

② 术后 2 周，站立、下地行走训练，需要佩戴支具。

③ 术后 1~3 个月，以室内活动为主，需要佩戴支具。

④ 术后 3~6 个月，可增加室外活动，室内不需要支具，室外需要佩戴支具。

⑤ 术后 6~12 个月，可不佩戴支具。术后 6 个月内活动尽量佩戴支具，1 年内避免剧烈体育运动，避免摔倒等外伤。

⑥ 术后 1 年以后，除了剧烈对抗活动之外，其他活动基本可以进行。

考虑到每个患者恢复差异较大，术后恢复情况不尽相同，需在术后 1、3、6、12、24 个月到医院复查全脊柱 X 线片，了解金属内固定物及身体平衡情况，同时调整康复计划。

❓ 011

脊柱侧弯矫形手术有哪些并发症？

脊柱侧弯矫形手术是复杂的、技术难度要求高的手术之一，治疗过程可能会出现以下并发症。

① 感染：包括手术切口感染、肺部感染、泌尿系感染，等等。

② 肩部不水平（失平衡）。

③ 术后脊髓功能障碍、神经损伤：在脊柱侧弯手术中不常见，但最严重。

④ 呼吸系统并发症。

⑤ 术后疼痛，一般是切口区域。

⑥ 术后新发上胸弯。

⑦ 术后腰椎弯曲度数增加（远端叠加现象）。

⑧ 术后神经系统并发症。

⑨ 术后腹胀。

⑩ 术后肠系膜综合征。

⑪ 术后螺钉松动、金属棒断裂。

⑫ 麻醉并发症，恶性高热。

脊柱侧弯手术并发症较多，但大多数情况下是可控的，且随着治疗进行可以逐步缓解。

❓012

脊柱侧弯手术对弯腰活动有影响吗？

1 胸椎脊柱侧弯

由于胸椎有 12 节椎骨，每一节都被两侧的肋骨固定，正常情况下，即便没有脊柱侧弯，成年人的胸椎也没有太多的活动度。手术后固定胸椎，对胸弯没有影响。

2 腰椎脊柱侧弯

手术后对腰弯有一定影响。腰椎共有 5 节，手术固定越多，对弯腰影响越大。但值得注意的是，这种影响并没有想象中的那么大。因为腰椎的活动度大约是 30~40°，弯腰大部分依靠的是髋关节中股骨头的力量（图 3-30）。弯曲幅度较小时，是腰椎弯曲；弯曲幅度较大时，则是髋关节弯曲度数增大。因此，即便腰椎完全被固定，对于弯腰的影响也只有大约30%，其他 70% 由于主要依靠髋关节，所以并未受到影响。

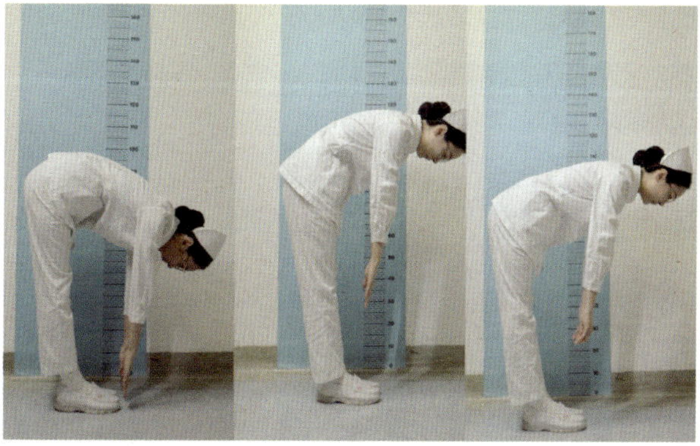

图 3-30　不用程度弯腰时髋关节屈曲程度不一致

? 013

有没有既能矫正脊柱侧弯又能保留脊柱活动度的手术？

脊柱非融合技术（图 3-31）既能保留脊柱活动功能，又可以矫形。

随着脊柱非融合技术在脊柱退变疾病治疗中的广泛应用，Dynesys 动态稳定系统获得了越来越多的关注。谭荣团队率先将 Dynesys 动态稳定系统应用在青少年特发性脊柱侧弯的治疗中（图 3-32）。与传统脊柱矫形融合手术一样，Dynesys 系统也是以椎弓根螺钉内固定系统为基础，不同点在于它把传统连接钉与钉之间的刚性连接棒变为了绳索和套管的半刚性连接。套管本身较软可以弯曲，绳索则可以限制腰部过度后伸。

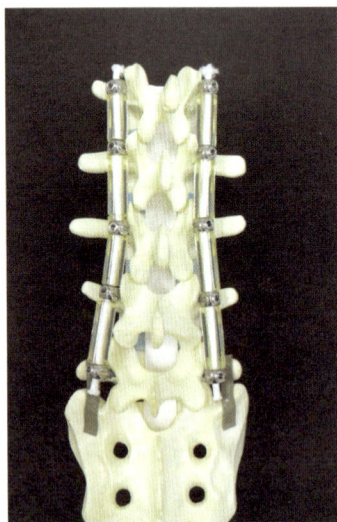

图 3-31 脊柱非融合技术

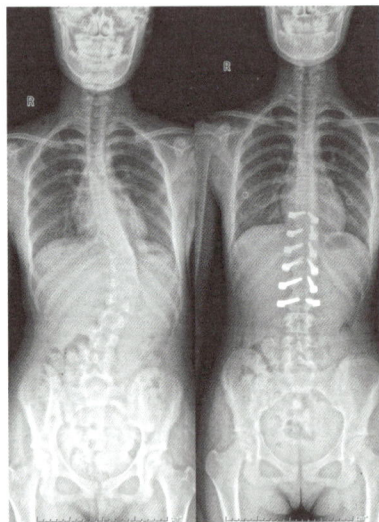

图 3-32 Dynesys 动态稳定系统手术患者

与传统脊柱矫形融合手术相比，它的优点在于可以在矫正脊柱畸形的同时，保留患者腰部的活动功能，特别是弯腰活动（图 3-33）。传统融合手术后手术节段的多节椎骨会变成一个整体，从而失去了运动功能。此外，由于动态稳定系统"内支具"的理念，当孩子骨骼发育成熟之后，也可以考虑取出内固定装置，释放脊柱的活动度。

将 Dynesys 系统用于脊柱侧弯的矫形治疗，反映了如今越来越注重保留运动功能，以期最大限度地改善生活质量的理念，目前在临床应用上已初步取得成效。

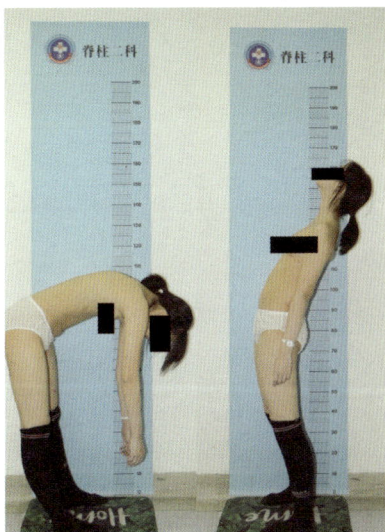

图 3-33　脊柱非融合手术患者弯腰明显改善

❓ 014

截骨手术治疗脊柱侧弯会导致孩子瘫痪吗？

通过截骨手术治疗脊柱侧弯是有可能伤及神经的。因为相较于不需要截骨的手术，截骨手术会多一步复杂的手术步骤，即将骨头截断，而脊柱周围血管及神经非常丰富，在手术操作过程中，可能与神经有一定的接触，进而损伤神经。另一方面，在截骨手术过程中需要把僵硬畸形的脊柱截断，然后再次对接，而在对接过程中，两节骨头可能出现错位，一旦错位就会造成神经甚至脊髓损伤。因此，脊柱侧弯截骨手术是可能伤及神经的，最严重的后果是导致瘫痪。

? 015

脊柱侧弯手术中如何减少神经损伤？

在采用脊柱截骨手术治疗严重脊柱侧弯的过程中，为了减少神经损伤，通常采用神经监护设备和麻醉唤醒试验等措施。

神经监测设备在手术过程中持续监护感觉神经。在一般情况下，仪器显示屏上会显示神经电流波幅。在矫形手术中如果医生触碰到神经，显示屏上会出现刺激信号，电流波幅发生变化，提示主刀医生这个位置有神经受到刺激，要注意避让。此外，神经监测设备也可以主动发送电信号，比如把电信号从头部传到脊柱的肌肉，如果传导通路顺畅，说明神经没有受到损伤。在复杂的脊柱侧弯手术中，有神经监护设备辅助，手术就相对安全很多。

术中唤醒试验是通过让麻醉医生减少麻醉剂量，降低麻醉深度，让患者在手术中苏醒大约十几秒。在此期间让患者活动手脚，如果活动自如说明没有损伤神经。唤醒之后麻醉师会加药，让患者再次睡过去从而继续进行手术。

神经监测设备和麻醉唤醒试验都属于后知后觉的预防方式，只能反映神经是否受到了损伤，给手术中的主刀医生一个提示，让医生及时做出调整，并不能完全预防，最佳预防措施仍然是术者的经验及手术中使用的导航设备。

❓016

如果脊柱侧弯手术中患者神经受到损伤，有什么挽救措施？

如果在侧弯矫形手术中损伤到神经，一般术中会用一些药物，如大剂量的激素冲击治疗，进行补救。神经损伤分为不完全损伤和完全损伤。若术后患者一侧下肢有知觉，但不能动，属于不完全损伤，经过一段时间治疗后，一般情况下可恢复；但如果患者既没有知觉，也不能动，则属于完全神经损伤，最后神经恢复的概率非常低。

❓017

脊柱侧弯手术出血量大吗？会导致大出血吗？

脊柱侧弯手术的出血量主要取决于手术节段的长短以及是否需要采用截骨手术。一般情况下，侧弯手术出血量为300~400毫升。而对于严重的脊柱侧弯患者需采用截骨手术，术中出血量为800~1000毫升，甚至更多。同时，术后为了防止局部组织水肿和出血造成神经脊髓压迫而产生并发症，通常需要用引流管引流出部分血液（相当于术后前几天慢性失血），因此需要输血治疗，减少围手术期贫血的发生。需要注意的是，随着脊柱侧弯手术技术的进步及医疗设备的发展，脊柱侧弯手术中发生大出血的现象已经不多见。

?018

脊柱侧弯手术后多长时间需要观察随访？

在手术后的第 1、2、3、6、12、24 个月，患者需要到门诊进行随访，视情况决定是否予以拍摄站立位脊柱全长正侧位 X 片，了解内固定是否有松动或者变化，同时观察脊柱侧弯矫正维持情况。没有异常则可在医生的指导下逐步增加锻炼的时间和强度。

?019

女性脊柱侧弯患者成年后可以妊娠吗？

女性脊柱侧弯患者成年后可以妊娠，大多数患有脊柱侧弯的孕产妇发生的并发症并不比正常产妇多。研究发现，与正常人相比，特发性脊柱侧弯患者怀孕时期及怀孕后，并发症的发生率并没有明显升高，且怀孕时带来的脊柱结构变化通常是轻微而短暂的。大多数脊柱侧弯患者在怀孕期间或怀孕后，侧弯度数不会明显增加，并发症的发生也不明显增加，而且侧弯程度较轻的孕妇，产后一般恢复良好。但是需要注意的是，脊柱侧弯的妈妈们在怀孕期间容易出现背痛的症状。

在怀孕期间，正常孕妇的心肺功能负担本就会加重，而对于重度的脊柱侧弯患者，其体态的异常可能会使胸廓的活动（如呼吸）受到限制，进而进一步影响心肺功能。

？020

脊柱侧弯手术对患者生活质量有影响吗？

术后恢复过程后，大部分患者能回到正常的生活中。许多患者能够在手术后 2~4 周内回到学校或返回工作岗位。许多人能在 4~6 个月内恢复所有术前活动。

手术矫正后，患者外观上基本与正常人没有太大差别。但毕竟在脊柱上做了手术，对于负重或者大幅度扭腰等运动，仍然建议谨慎进行，能不做最好不做。

有脊柱侧弯时，患者心肺会受到压迫。脊柱侧弯矫正后，胸廓的容积增加，心肺功能改善。不少患者表示，手术后憋气、气喘的症状消失了。因此，脊柱侧弯手术不会影响心肺功能，反而会让其得到改善。

第九节　随访与观察

?001

什么是脊柱侧弯的随访与观察？随访与观察的目的是什么？

脊柱侧弯的随访与观察是指定期对患者进行检查和评估，以了解脊柱侧弯的发展情况和治疗效果，通常包括定期的体格检查和影像学检查。

随访与观察的主要目的是监测脊柱侧弯的进展情况，评估治疗是否有效，以及根据病情变化及时调整治疗方案。通过随访，医生可以及时发现脊柱侧弯的变化，并采取相应措施，以防止病情恶化。

?002

一般多久随访一次？

参照 2023 年公布的《青少年脊柱侧凸治未病干预指南》中的具体内容，随访的频率取决于患者的病情和治疗阶段。在治疗初始阶段，建议每 3~6 个月进行一次随访复查。当病情稳定后，可以每年进行一次随访复查。但具体的随访复查频率应根据医生的建议来确定。

❓003

随访时通常会进行哪些检查？

随访时，医生通常会对患者进行全面的体格检查，包括观察脊柱的外观、触摸脊柱的棘突等。此外，还会进行影像学检查，如 X 线片、超声等，以了解脊柱的结构和形态变化。

❓004

随访中如果发现脊柱侧弯有进展，应该怎么办？

如果在随访中发现脊柱侧弯有进展，医生会根据具体情况调整治疗方案，可能包括加强物理治疗、更换或调整支具、考虑手术治疗等。重要的是，患者应积极配合医生的治疗建议，并定期进行随访。

❓ 005

随访期间，患者应该注意什么？

在随访期间，患者应注意保持良好的生活习惯，避免长时间保持同一姿势，如久坐或久站，养成良好的姿势习惯，如正确的坐姿、站姿、睡姿等。同时，应积极进行医生推荐的运动疗法和康复训练，以增强脊柱周围肌肉的力量和稳定性。此外，患者应定期关注自己的身体变化，如有任何不适或疑虑，应及时向医生反映。

第四章
脊柱侧弯启脊自正法

什么是启脊自正法?

启脊自正法的逻辑是什么?

启脊自正法的特色是什么?

启脊自正法的目的是什么?

启脊自正法的训练目标是什么?

......

国内外以运动训练为主的脊柱侧弯锻炼方法非常多，以下介绍的"脊柱侧弯启脊自正法"是国内一种比较成熟的综合训练方法之一。

?001

什么是启脊自正法？

脊柱侧弯已经成为继肥胖、近视后，危害我国青少年健康的第三大"杀手"。而脊柱侧弯的保守矫正又称为世界难题。于是，2016 年 6 月，由清华大学人体力学教授、空军特色医学中心正骨治疗科医生、北京大学首钢医院康复科医生、正骨医生、教练和力学工程师等共同发起了脊柱侧弯研究小组，研究小组成员具有不同的专业知识背景。因研究对象脊柱侧弯具有多学科交叉融合特点，故研究小组需融合了 3 个方面的知识，即医学、训练学和人体力学，针对脊柱侧弯保守干预进行理论与实践的研究。脊柱侧弯保守矫正方法以中医传统手法和人体力学为理论技术基础，吸收借鉴国内外已被证明有效的主动训练技术，融入对人体力学的认识理解，以非手术、非药物的方式进行实践，侧重于主动与被动的结合方式。中医手法帮助患者矫正脊柱结构的力学错位，对患者来说是被动；患者主动做个体化训练动作，增强神经肌肉控制、加强核心力量与稳定性、熟练调控脊柱姿态，对患者来说是主动。通过 3 年时间的研究与实践，对近百例脊柱侧弯患者进行观察、干预与远程管理，取得了诸多成功案例。3 年后，总结成了启脊自正法，其特点是利用三维正脊手法和五级呼吸训练，消除脊柱侧弯的症状，改善脊柱的动静态力学平衡，提高患者整体身体素质，改善脊柱侧弯角度。近 10 年时间，已有千余位脊柱侧弯患者学会了启脊自正法，改善了脊柱侧弯状态，找回自信，获得脊柱健康。

启脊自正法的系统结构图见图 4-1。

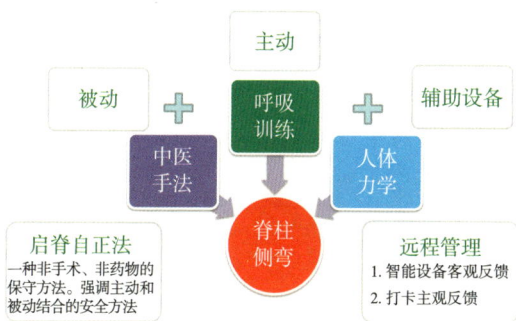

图 4-1 启脊自正法结构图

?002

启脊自正法的逻辑是什么？

启脊自正法采用主动与被动结合的方式。

主动是指意识主动，脊柱侧弯患者主动做呼吸训练和功能训练；被动是指患者被动接受外部干预，以中医手法干预和辅助工具干预为主。主动体现在意识上和训练上，被动体现在传统中医手法和辅助工具上。脊柱侧弯是一种进行性疾病，症状不断加重、患者状况不断恶化。根据生物力学定律，如果不干预脊柱侧弯，则脊柱侧弯的状况会加重。如果患者只是被动接受干预，那么被动干预的结果只是暂时的。通过传统中医手法和辅助工具的帮助，脊柱侧弯的结构或软组织状态改变，但根据肌肉生长原理，还需要主动训练才能让肌肉适应新的肌肉骨骼结构。

青少年脊柱侧弯患者的主要任务是学习，如果没有远程管理，患者对训练的坚持将大打折扣。为了让训练能够有效执行，同时又不大量占用青少年患者的时间，启脊自正法强调主动把训练融入日常学习生活中。

? 003

启脊自正法的特色是什么？

启脊自正法有 4 点特色，具体如下所示。

1 主动与被动相结合

主动指的是患者主动做训练，例如做呼吸训练。被动指的是患者被动接受医生的干预，例如医生给患者做中医手法。主动和被动缺一不可，以取得最佳矫正效果。

2 中医手法和训练相互促进

中医手法对脊柱侧弯产生矫正效果后，患者须主动训练以维持中医手法产生的效果。训练对中医手法的完成还具有促进作用。例如训练之后，肌肉更具有柔韧性，关节也更具有灵活性，中医手法操作更容易进行，手法效果更佳。

3 人体力学指导训练与手法

启脊自正法在吸收借鉴国内外已证明有效的康复运动训练技术的基础上，根据人体力学理论，针对脊柱侧弯研发运动训练方案。同时，在已有的中医三维正脊手法基础上，根据人体力学理论，针对脊柱侧弯改进手法操作。

4 远程管理，居家训练

为了获得持久的脊柱侧弯矫正效果，患者必须在家持之以恒地按照个体化运动方案（运动处方）进行训练。患者须通过远程打卡的方式，报告居家训练的进展、效果和遇到的问题。训练师则根据打卡反馈的信息进行远程指导。

? 004

启脊自正法的目的是什么？

1 阻止脊柱侧弯发展

根据牛顿力学第二定律，倾斜的椎体有向侧方滑动的趋势，即有力的水平分量。因此，在不干预脊柱侧弯的情况下，脊柱侧弯状态将会恶化，侧弯角度将会变大。将趋势逆转，是首要的任务。类似于走错方向的车，首先要把车停下来，然后调头。

对于处于身体快速发育生长阶段的青少年，随着身体的发育，脊柱侧弯角度也会快速进展。此阶段，矫正的速度与侧弯进展的速度进行比拼，往往侧弯进展速度比矫正的速度要快，脊柱侧弯病情进展。因此，侧弯高速发展阶段的矫正干预阻止了侧弯进展，就是一种成功！

2 一定程度改善脊柱侧弯角度

对于不同弯型、不同 Cobb 角度的脊柱侧弯，应该设定较为理性的目标。

对于 Cobb 角小于 30° 者，目标可以设定为侧弯角度矫正到 10° 以内，达到医学治愈的水平。

对于 Cobb 角大于 30°，小于 55° 的脊柱侧弯患者，目标可以设定为减少 50% 侧弯角度。

对于 Cobb 角稍大于 10° 的脊柱侧弯患者，目标可以设定为维持不发展或回到 10° 以内。并不需要将目标设定为回逆到 0° 的全直状态。越到接近直的状态，越难矫正，越花费功夫。

3 解除脊柱相关的骨骼、肌肉、关节症状

虽然青少年特发性脊柱侧弯大多数没有症状，但也有少数脊柱侧弯伴随疼痛症状，其中以颈、肩、腰痛较为常见。当有脊柱相关的骨骼、肌肉、关节疼痛症状出现时，需要及时帮助患者消除症状。这样有利于给患者提供信心，让患者能够进行正常训练，同时让患者保持良好身体状态。例如，有腰椎间盘突出的少年患者在训练过程中有许多动作不能够完成，训练受到一定程度的影响。因此在其矫正脊柱侧弯的训练过程中，加入了针对腰椎间盘突出的训练动作。经过一段时间训练，腰椎间盘突出问题解决了，患者可以正常做各种针对脊柱侧弯的训练了。再举个例子，有一位性格内向的女性患者，头痛头晕了 1 年多，她自己默默忍受，没有告诉父母，也没有就医。经过触诊和查体发现后，对其进行了手法和训练的干预，帮助她解决了头痛头晕的问题。

? 005

启脊自正法的训练目标是什么？

❶ 提高神经肌肉控制能力，增加特定薄弱凹陷身体部位

的发力控制能力。

❷ 提高本体感觉能力，良好地控制身体的静力学平衡和动力学平衡。

❸ 提高核心力量和稳定性，降低脊柱侧弯进一步发展的风险。

❹ 纠正脊柱两侧肌肉失衡和不对称。

❺ 增强各个关节的功能和状态，从而提高整体身体素质。

❓006

启脊自正法的训练原则是什么？

1 评估后再训练

启脊自正法有个口号是"无评估不训练"，这个口号说明了评估的重要性。只有评估后才能给出个性化的训练方案，否则训练可能会造成劳损，事与愿违。评估的内容包括：整体身体条件、肌肉力量、肌肉耐力、平衡能力、协调能力、关节活动度、心肺功能、步态等。有些评估内容通过眼睛就能评估，例如体格、肌肉饱满度、活动灵活性等。有些评估内容需要仪器测定，例如身高、体重和肺活量等。正确与充分的评估为后续制定运动处方打下坚实基础。

2 个体化训练

脊柱侧弯整体上可以分为 C 型和 S 型 2 个基本型，但由于 24 节椎体与骶椎及骨盆的排列组合，脊柱侧弯形成多种多样的细分亚型，没有完全一样的脊柱侧弯。因此，脊柱侧弯的手法和训练都必须是个体化、针对性的。由于脊柱侧弯的微妙不同，使得训练需要特别小心和细致，也就是说，脊柱侧弯训练既有可能矫正侧弯，又有可能因训练不当而加剧侧弯发展。每个患者都必须面对康复训练的风险。训练的成败在于个体化和动作细节中。

举个反例，一位侧弯角度 30° 的 14 岁患者，执行家长严格的要求，进行了 3 个月的吊单杠，结果侧弯发展到了 57°。吊单杠是家长从网上学习的动作，家长拿来就用，并没有足够的专业知识去评判吊单杠是否适合自己的孩子，也没有请专业脊柱侧弯训练师进行指导。坚持了相当长一段时间的不恰当训练，结果令人沮丧。

3 高质量训练

"一分耕耘，一分收获"让我们觉得每一分努力都必然有回报，可事实真是这样吗？有时候我们付出了 100% 的努力，却依然没有结果。这到底是怎么回事儿呢？

高质量训练有 4 个要素需要遵循：①有个体化的定制训练计划，即运动处方。②循序渐进的训练，不断增强的训练，超越阈值的训练。③总结、反馈与调整训练。④积极的训练态度和心理。

训练有阈值效应，就是说当事物超过某个门槛值（临界值），状态才会改变。例如，根据摩擦定律，推箱子时当推力大于静摩擦力（阈值）才能让箱子移动。同理，训练强度、训练量足够大，训练时间足够长，超过个体的内在"阈值"，才能取得训练效果。高强度训练指训练动作的精准度较高，训练的肌肉力量较强大，肌肉耐力较好，神经肌肉控制能力较强。反之，不断低水平重复训练，而没有突破个体"阈值"，训练效果并不佳。

4 融入日常生活中训练

人们每天进行日常生活活动，例如吃饭、穿衣、如厕、移动、工作、学习等。简化计算 1 天 24 小时，除去 8 小时睡觉，另外 16 小时的日常生活活动非常关键。如果在家集中训练 1 小时属于集训，那么无训练和有训练的时间对比就是 15：1。如果 15 小时里不加以控制和利用，那么 15 小时对脊柱来说属于"破坏"，而集中训练的 1 小时属于"建设"。破坏时间长，建设时间短，加上破坏容易建设难，破坏的影响放大数倍。因此可以得出结论，如果日常生活活动不对脊柱状态加以控制，那么即使努力训练 1 小时，也往往难以维持训练效果。

5 持之以恒训练

脊柱侧弯患者的脊柱已经偏离身体中心线，静态力学平衡和动态力学平衡变差。从力学的角度来看，可以将最倾斜的椎体上沿看成一个斜坡，斜坡以上的身体部分简化为一方块物体，即方块放在斜面上的模型。斜面角度就是椎体倾斜角度，方块物体的重力可以分解出下滑的力量，这就意味着方块有向斜面下滑的趋势。因此，对于脊柱侧弯的治疗，有一个很形象的描述就是"逆水行舟"。"逆水行舟，不进则退"，逆着水流的方向行船，不努力划船，船则顺流后退。因此，"三天打鱼，两天晒网"式的训练难以取得训练效果。只有坚持不懈的训练，才能取得训练效果，才能维持训练效果。当青少年骨龄成熟后，脊柱侧弯发展缓慢，则可以减少训练。对于一个健康的普通人，世界卫生组织建议每天坚持一定时长和一定强度的运动。对于脊柱侧弯患者来说，更是要求坚持每天训练，并且养成终身训练的意识与习惯。

❓007

启脊自正法训练过程中的评价标准是什么？

训练过程出现训练偏差是常见的现象。患儿和家长居家训练过程中，没有专业脊柱侧弯训练师的指导，在具体的某个细节可能会出现疑惑。如何评价某次训练的方向性是否正确，可以参考过程评价的标准，具体如下所示。

1 身高数据变化

身高数据变化，即训练前和训练后的身高对比。如果训练后身高能够增长 3mm 以上，则训练的大方向是正确的。当脊柱侧弯被一定程度的纠正后，身高会变高。这很容易理解，训练前后数据变化的大小因侧弯角度大小、身体柔韧性、身高等因素而不同。脊柱侧弯角度大的患者，训练前后变化可以达

10mm 及以上。如果训练过程身高不变，或者身高变低，则需要谨慎起来，与专业脊柱侧弯教练确认动作是否正确。

2 躯干旋转角变化

躯干旋转角度是指在运动或运动学分析中，人体躯干在某个平面内旋转的角度。站立位前屈状态下，脊柱侧弯会出现"剃刀背"，此时可以通过测量躯干旋转角度来评估脊柱侧弯的状态。发生脊柱侧弯时，躯干旋转角度通常大于 5°。如果躯干旋转角度变小，通常预示着脊柱侧弯改善，反之，躯干旋转角度变大，则预示着脊柱侧弯恶化。躯干旋转角度可以作为脊柱侧弯过程评估的指标之一。

3 肺活量数据变化

肺活量数据变化，即肺活量随着训练天数的增加而增长。训练初期，肺活量增长较快，肺活量长到一定数值后，基本稳定。但无论如何，肺活量均呈整体增长趋势。

肺活量常用来评价人体素质。肺活量与最大吸氧量具有高相关性。人体的各器官、系统、组织、细胞每时每刻都在消耗氧，机体只有在氧供应充足的情况下才能正常工作。正常成人男子肺活量约为 3500~4000 毫升，女子约为 2500~3500 毫升。初中男生肺活量 2700 毫升以上、女生 2200 毫升以上达标。

通过呼吸训练，可以提高肺活量。有些患者在 1 年内肺活量提高 1500 毫升。此外，一些训练过的患者反馈自己学习进步了、不容易犯困了、感觉变聪明了，其原因就是肺活量提高了。

4 本体感觉能力变化

本体感觉能力是对自身身体姿态、位置和运动的非视觉感知。通过长期训练，脊柱侧弯患者能感知自己坐卧立行的姿态是否处于对称状态，3 个生理曲度控制是否合适，训练动作做得是否更加精确与稳定，动作控制是否更加自如，身体是否更加灵活与协调。

❓008

启脊自正法训练结果的评价标准是什么？

采用启脊自正法训练一段时间后，可以拍全脊柱 X 线片，检验阶段训练的效果。X 线片有辐射，不宜频繁拍摄，但也不要拒绝和害怕拍摄，毕竟现代 X 线片剂量都比较小。为了满足监控脊柱侧弯状态的需求，可以 3 个月，或半年、1 年拍一次。若训练过程中发现脊柱侧弯状态有较大改变，可以拍 X 线片。根据最新的 X 线片，可以与脊柱侧弯训练师协商更新运动处方。

脊柱侧弯 Cobb 角控制住、不发展是第一层次的成功。脊柱侧弯 Cobb 角减小是第二层次的成功。在 Cobb 角改善的基础上，整体身体素质提高、精力充沛、心理健康，则是更高层次的成功。

？009

启脊自正法的训练内容有哪些？

启脊自正法训练内容包括三方面：关节活动训练、塑型呼吸训练和核心功能训练。

1 关节活动训练

关节活动训练可以让全身的大关节都得到活动，类似运动之前的热身。关节活动可以让肌肉、韧带、肌腱更加灵活，增加关节活动范围，预防损伤的出现。关节活动还可以提高体温，加速血液循环，使全身进入运动状态。此外，关节活动可以调节心理情绪，使大脑皮层处于兴奋状态，提高了神经系统的反应能力。关节活动训练，特别是脊柱关节的活动训练，为后面的脊柱塑型提供了良好基础。关节活动的最终目的是提高运动训练的效率与效果。

2 塑型呼吸训练

塑型呼吸训练就是在身体摆位正确的情况下，通过一呼一吸的控制，使用不同呼吸模式，激活主要呼吸肌——膈肌，同时激活核心肌群，进而调节全身神经肌肉骨骼系统，从而达到塑型的目的。每次呼吸就是一次振动，类似于打夯机对路面的冲击振动，可塑造和夯实路面的平整，又类似于海水冲刷海岸，可塑造海岸形貌。

脊柱侧弯造成凹侧和凸侧的肌肉不平衡，呼吸训练过程应着重锻炼凹侧肌肉。因此，需要患者在呼吸训练过程中发力到凹陷薄弱处，最终让身体塑型得以实现。

3 核心功能训练

核心功能训练的目的是恢复患者的肌肉、关节和有症状的身体部位的功能，让患者能够与正常人一样学习、生活、工作。核心功能训练包括核心力量训练和核心稳定性训练。核心力量是一种力量能力，核心稳定性是一种身体状态。核心稳定性与核心力量有区别又相互联系，两者都非常重要。

从人体解剖学的角度看，人体的核心以脊柱、骨盆和髋关节为主体，包括附着在它们周围的肌肉、肌腱及韧带，是人体的中间环节，它们正好处于上下肢的结合部位，具有承上启下的枢纽作用。核心肌群指的是位于腹部前后，环绕着身躯，负责保护脊椎稳定的重要肌肉群，主要组成有：膈肌、盆底肌、腹横肌、背肌。更具体的肌肉组成包括腹内斜肌、腹外斜肌、腹直肌、后部横突间肌、脊间肌、多裂肌、回旋肌、腰大肌和腰方肌。只有核心的稳定性提高了，肢体的活动才能有支撑，才会更协调。

核心力量是指人体核心部位的肌肉和韧带在神经支配下收缩所产生的力量，以稳定人体核心部位、控制重心运动、传递上下肢力量为主要目的。核心力量不仅是核心稳定性形成的主要原因，而且在运动中还能够主动发力，是人体的重要"发力源"。凡是姿态优美挺拔、身体控制力和平衡力强的人，核心肌肉群肯定受过很好的训练。

核心稳定性是指人体在运动中通过核心部位的稳定为四

肢肌肉的发力建立支点，为上下肢力量的传递创造条件，为身体重心的稳定和移动提供力量。核心稳定性的优劣取决于位于核心部位的肌肉、韧带和结缔组织的力量以及它们之间的协作即核心力量。

❓010

什么是腹式呼吸？

腹式呼吸也被称为膈肌呼吸或深呼吸，是一种通过加大膈肌运动、减少胸腔运动来完成的呼吸方式。这种呼吸方法节省能量，有助于稳定运动动作，可以让人们吸入更多的空气，还有助于放松身心，对身体健康和心理健康都有益处。

人体的呼吸运动可分为胸式呼吸和腹式呼吸，有时是胸腹混合呼吸。一般而言，成年的男性以及小儿主要以腹式呼吸为主，女性主要以胸式呼吸为主。

在进行腹式呼吸时，人们会尝试让自己的膈肌作为呼吸的主要肌肉。当吸气时，膈肌会向下移动，腹部会向外扩张，使得胸腔容积增大，从而吸入更多的空气。在呼气时，膈肌会向上移动，腹部自然向内收缩，将肺部中的气体排出。

腹式呼吸与浅呼吸相比具有许多优点。

首先，它可以增加氧气的摄入量。这是因为腹式呼吸会激活中下肺泡的功能，可以让肺部吸入更多的空气。

其次，腹式呼吸有助于放松身体和缓解压力。这是因为它可以刺激副交感神经系统，有助于降低心率和血压。

再次，腹式呼吸节省能量。这是因为膈肌是呼吸肌，所用能量相比胸式呼吸更小。

此外，腹式呼吸还有助于睡眠和减轻焦虑、抑郁等情绪问题，还可以改善腹部脏器功能，如促进脾胃功能、疏肝利胆等，并有助于锻炼腹部肌肉，促进腹部血液循环，减少腹部脂肪。

人们可以通过腹式呼吸训练逐渐掌握腹式呼吸的技巧。通常在安静的环境中采取仰卧的方式，闭上眼睛，将注意力集中在呼吸上，并尝试让自己的腹部在吸气和呼气时尽可能扩张和收缩。通过持续的练习，可以逐渐掌握腹式呼吸的技巧，成为日常呼吸模式。

需要注意的是，虽然腹式呼吸对大多数人有益，但对于某些人来说，如患有呼吸系统疾病或腹部手术后的康复者，过度的腹式呼吸可能会加重病情。

? 011

什么是腹压？

腹压是腹部内部压力的简称，也称为腹内压。腹压可由肌肉收缩产生。人们在进行一些生理活动如咳嗽、打喷嚏或提重物时会不自觉地增加腹压，以维持身体的稳定性。腹压增高时，人们会感觉腹部变硬、变胀。

　　人体躯干被膈肌分割成胸腔和腹腔，二者都是三维立体的腔体。把人体腹腔想象成一个三维的弹性圆柱筒，筒顶是膈肌，筒底是盆底肌，筒壁是腹肌和背肌，通过这些核心肌群的收缩与舒张配合，使得整个圆柱筒的体积减小与变大，从而实现腹压变大与减小。例如自然腹式呼吸，吸气的时候，膈肌收缩下降，腹内压会增加；呼气时，膈肌舒张上升，腹内压会降低。根据郭建峤博士的研究，膈肌单独收缩、腹横肌单独收缩、膈肌与腹横肌共同收缩，都可以实现基于核心肌群收缩而改变腹压的目的，进而调整脊柱内力传递路径。

　　根据郭建峤博士的研究，腹压会引起脊柱的载荷变化，腹压可以将一部分躯干重力由胸腔直接传递至骨盆，提高了脊柱矢状面稳定性，并降低椎间盘轴向压力。脊柱前屈时，腹压承担了一部分重力矩的拮抗力矩，有效地提高了脊柱矢状面稳定性，同时降低了椎间盘矢状面弯矩，即降低了椎间盘集中压力。脊柱侧屈时，一侧腹腔压力高于另一侧，左右两侧的压力差会对椎间盘产生力矩拮抗，侧屈肌收缩，分担了一部分椎间盘载荷。因此，腹压可以减轻对椎间盘的压力，提高核心稳定性。

　　对脊柱侧弯患者而言，相邻椎体的相对倾斜，引起椎间盘的应力集中，更易出现椎间盘问题。腹压的存在，减小了椎间盘的压力，避免脊柱相关疾病出现。若脊柱椎体序列畸形，则椎体在重力的作用下，更易出现严重的倾斜与旋转。腹压存在的情况下，核心稳定性提高，椎体的稳定性也提高，可以阻止脊柱侧弯的发展。

　　腹压还有更重要的作用，就是可以帮助纠正脊柱侧弯。想象一根弯曲的软绳子贴着一个未吹气的气球，随着气球被吹鼓起，软绳子被拉伸变直。也就是说，腹式呼吸拉伸是纠正脊柱侧弯的保守方法之一。

启脊自正法运用的最重要的概念之一是腹压，后面介绍到的五级呼吸训练和核心功能训练都有体现。

? 012

肌肉是如何生长的？

当用超负荷训练去刺激肌肉时，肌肉纤维会产生轻微的破裂，之后身体通过自身免疫功能调动营养物质去修复肌肉，肌肉就增长了。因此，超负荷训练、营养和休息是肌肉生长不可缺少的三因素。具体如下所示。

1 训练刺激与损伤

通过力量训练或高强度运动对肌肉进行刺激和微损伤，例如举重、深蹲、阻抗运动等，可以对肌肉产生强刺激，并使肌肉纤维内部产生轻微的破裂。这种刺激与微损伤引起一系列的生物化学反应，引发机体的修复过程，是肌肉生长的基础。

2 肌肉损伤与修复

力量训练会导致肌肉纤维的微小损伤，在随后的恢复过程中发生蛋白质合成和细胞再生，促使肌肉纤维变得更强壮、更多。在肌肉修复过程中，肌肉纤维会逐渐适应并超过原来的强度，这个过程称为超量恢复。超量恢复是肌肉增长的关键环节。

3 营养摄取与休息

营养物质的摄取对于肌肉生长至关重要。特别是蛋白质，它是肌肉生长的基本构建单元。此外，碳水化合物和脂肪提供能量，支持肌肉生长和恢复过程。充足的睡眠对营养的摄取、肌肉的修复和生长具有重要作用，主要包括促进生长激素分泌、提高蛋白质合成和减少肌肉分解。

4 肌肉生长与增强

随着肌肉生长，肌肉细胞的体积也会增大。这主要是通过增加肌原纤维的数量和大小来实现的。这种扩大使得肌肉纤维更加粗壮，从而增强肌肉力量。

? 013

关节活动热身训练有什么？

热身是进行运动训练之前必不可少的环节，有助于预防受伤、提升运动表现以及加速康复。关节活动热身是针对关节部位的特别热身方法，它能够有效地增加关节的灵活性、稳定性和协调性，在接下来的运动中为身体提供更好的保护。

人体关节数量众多，分布广泛，是骨与骨之间的重要连接方式。对脊柱侧弯患者而言，应该关注的是脊柱关节、骨盆相关关节，同时还有上肢的肩关节、肘关节、腕关节和下肢的髋关节、膝关节、踝关节。

1 颈椎拉伸

头前屈、后伸、左侧屈、右侧屈、左旋转、右旋转，各 8次。见图 4-2。

【动作要领】站立位，两脚与肩同宽，站稳。头分别在颈椎的 x、y、z 轴上旋转，躯干和两肩尽可能不动，各个方向的动作都要做到出现轻微拉伸感的位置。

2 肩关节拉伸

举手向下拉，绷紧手臂和肩部，拉到上臂垂直位，同时曲肘 90°；夹住腋窝，前臂外旋；然后上臂外展至水平位，同时曲肘 90°；再后，两上肢后伸。8 次。见图 4-3。

【动作要领】站立位，两脚与肩同宽，双臂距离与肩同距，站稳。肩关节发力，但不能挺胸，避免胸椎曲度扁平甚至反弓。

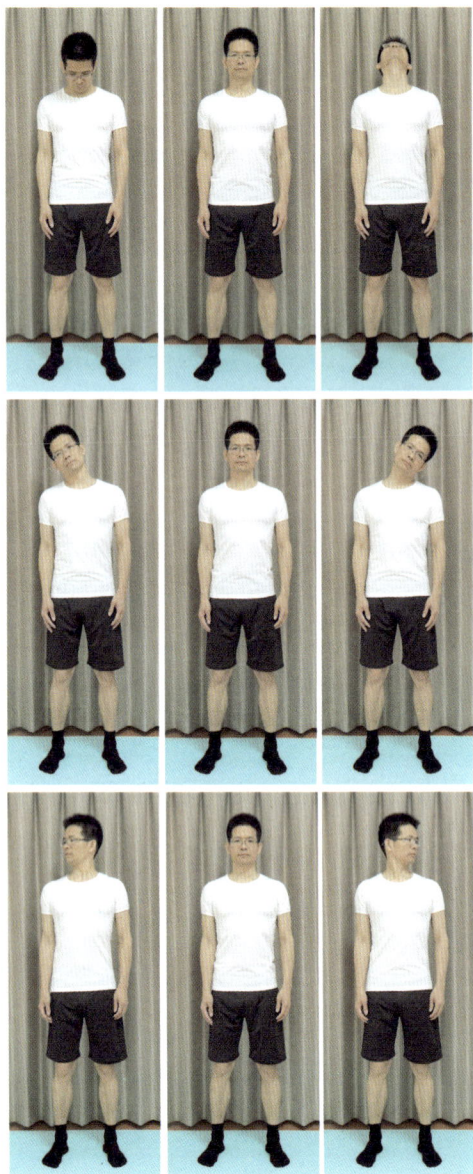

图 4-2　颈椎拉伸

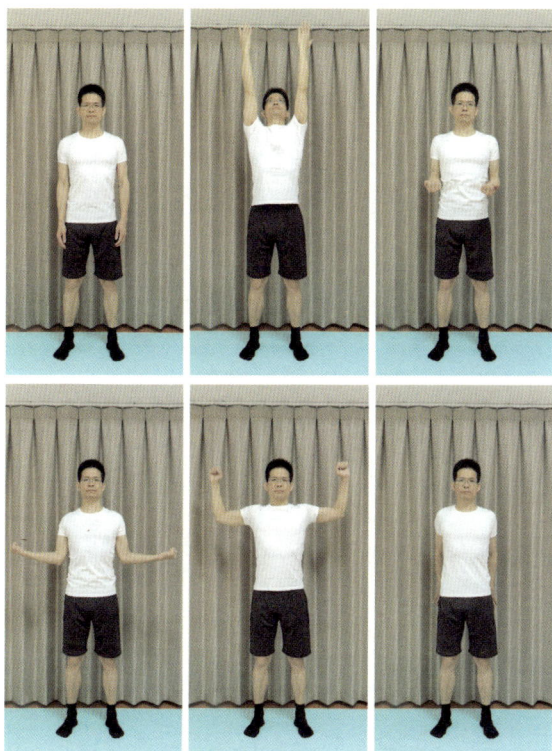

图 4-3　肩关节拉伸

3 站立位横向剪切

　　站立位，两手曲肘水平平举，中立位向左或右剪切，回到中立位为 1 次，10 次。见图 4-4。

　　【动作要领】站立位，两脚比肩略宽，剪切时站姿正确，核心收紧。切记动作是剪切，不是弯。躯干由矩形变为平行四边形。骨盆稳定，几乎不动，肩尽量保持水平。发力的位置是腰部。腰椎左侧弯，则向左剪切；腰椎右侧弯，则向右剪切。

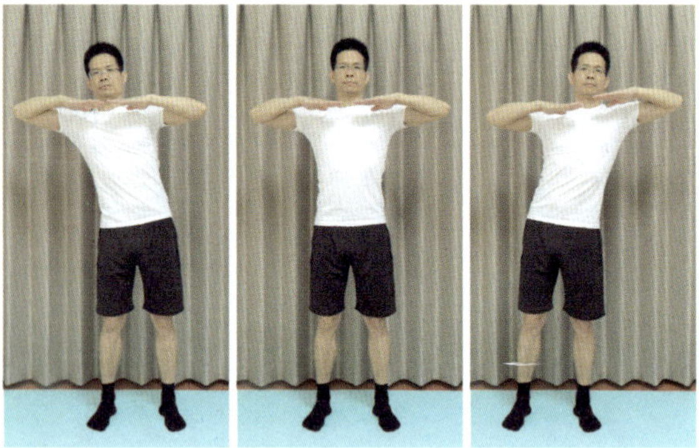

图 4-4　站立位横向剪切

4 单腿站立旋髋

先左腿后右腿单独站立，手可以扶东西维持平衡。抬起的腿先顺时针再逆时针旋转髋关节，各 8 次，共 32 次。见图 4-5。

【动作要领】整体身体直立，站立的单腿要站直，骨盆稳定、处于中立位，感觉挺拔。旋转腿时身体要稳。

5 猫式

跪在瑜伽垫上，两手与肩同宽，两腿与髋同宽，手和腿都垂直瑜伽垫，躯干背部处于平直状态。背部由平直的中立位向上拱，拱到最大幅度，再回到中立位为 1 次，共 10 次。见图 4-6。

【动作要领】以骨盆为起始发起卷动脊柱，拱脊柱到最大变形时，尽力腹式吸气，使腰背部薄弱地方隆起且充满力量，背部拱幅也最大，维持 3s 至数秒，呼气，回到背部水平的中立位。

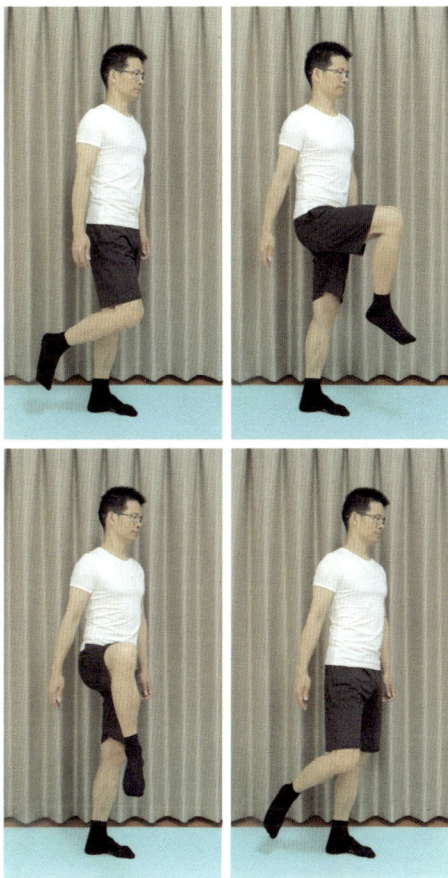

图 4-5 单腿站立旋髋

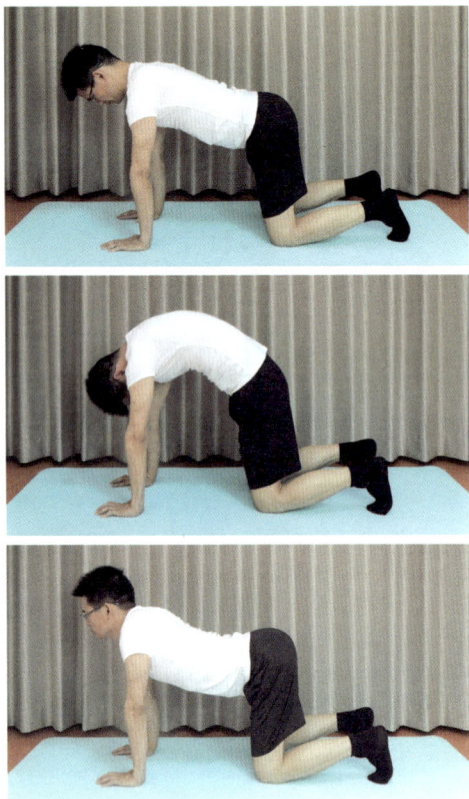

图 4-6　猫式

6 鸟狗式

跪在瑜伽垫上，两手与肩同宽，两腿与髋同宽，手腿都垂直瑜伽垫，相当于猫式的中立位。对侧手和脚展开抬至水平。展开至水平时，维持 3~6s，再慢慢收回到中立位。各 10次。见图 4-7。

【动作要领】展开对侧手脚时身体要稳，核心收紧。保持双肩水平、躯干平直、骨盆水平。头部、躯干、骨盆在中心线对称。

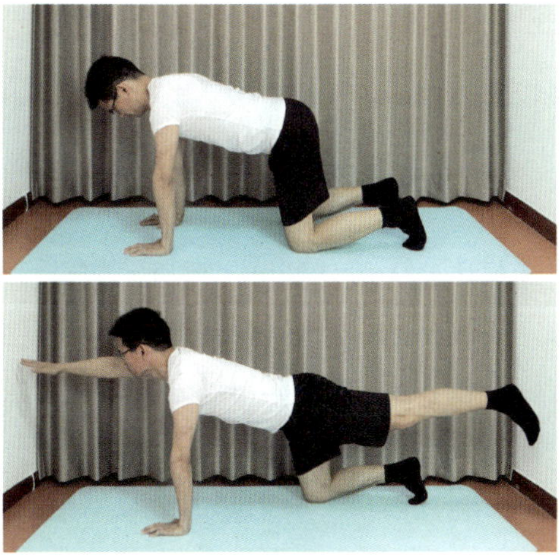

图 4-7　鸟狗式

7 婴儿趴式

身体向前趴，跪坐在脚后跟，踝关节背屈，双手尽量往前伸展。每次 10s，共 6 次。见图 4-8。

【动作要领】臀部尽量往后，双手尽量往前，让躯干脊柱充分拉伸。吸气到脊柱侧弯凹侧，让凹陷薄弱处发力。

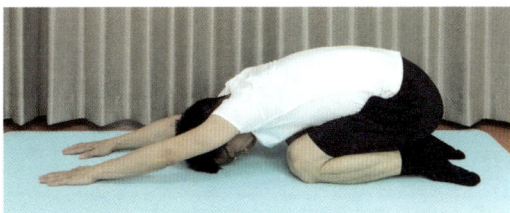

图 4-8　婴儿趴式

❓014

启脊自正法五级呼吸与定向呼吸训练怎么做？

呼吸训练与体位无关，仰卧、侧卧、俯卧、坐位、站位都可以训练。启脊自正法五级呼吸模式从一级到五级逐级增加难度。胸腰 C 型弯患者可以只学习到三级，而胸椎 C 型弯和 S 型弯的患者则需要学习到五级。

定向呼吸训练目标在于纠正肌肉力量的不平衡。在五级呼吸训练的基础上同时配合腰背部薄弱或有凹陷部位的各层次肌肉的重点训练。

定向呼吸训练的方法为：吸气、憋气、呼气过程中，用意识控制指定部位紧张发力、压力增大，甚至鼓起。身体指定部位的肌肉张力增大，而身体其他部位则相对放松。

启脊自正法五级呼吸与定向呼吸训练的描述见表 4-1，具体操作见视频 1 至视频 5。

表 4-1 启脊自正法五级呼吸与定向呼吸训练

级别	名称	描述
一级	自然腹式呼吸	吸气鼓肚子，胸廓不动；呼气自然放松肚子。呼气、吸气都比较慢而均匀 口诀：鼻子吸、嘴巴吐；吸气时候，肚子鼓，胸廓不动，放松背部；吐气时候，慢慢吐，丝丝出气，放松腹部

续表

级别	名称	描述
二级	逆腹式加压呼吸	吸气时膈肌收缩下压，同时腹横肌收缩（收腹），胸廓不动，尽可能憋气数秒；呼气时保持腹压，当呼气将尽则放松腹部
三级	连续加压呼吸	吸气时膈肌收缩下压，同时腹横肌收缩（收腹），胸廓不动（像二级呼吸前半段）；再次短速吸气加大腹压，如此3次，让腹压达到最大，呼气时保持腹压，呼气将尽则放松腹部
四级	腹胸联动呼吸	第1步：同一级呼吸，吸足气，鼓起肚子，膈肌下压 第2步：同二级呼吸，同时腹横肌收缩（收腹） 第3步：快速收腹，往胸廓反冲压力，让胸廓扩阔，充满压力 第4步：保持胸廓压力，吸气让腹部再次鼓起，膈肌下压，胸腔和腹腔压力达到很大 尽可能憋气数秒。呼气时保持胸压、腹压，呼气将尽则放松
五级	振荡呼吸	第1步：同四级呼吸，胸腔、腹腔都充满压力 第2步：有节奏控制吸气、呼气，形成振荡呼吸。吸气时膈肌往下压，胸廓扩阔张紧微微隆起；吐气时，胸腔、腹腔压力仅仅放松到吸气前压力水平，维持原有压力

视频1
五级呼吸
训练——
一级呼吸

视频2
五级呼吸
训练——
二级呼吸

视频3
五级呼吸
训练——
三级呼吸

视频4
五级呼吸
训练——
四级呼吸

视频5
五级呼吸
训练——
五级呼吸

❓015

塑型呼吸训练动作有什么？

脊柱侧弯通常分为 C 型弯和 S 型弯 2 个基本型，多个弯弧的脊柱侧弯可以看成是多个 S 型侧弯的叠加。C 型侧弯有 1 个薄弱凹陷处，S 型侧弯则有 2 个薄弱凹陷处。通过在脊柱侧弯凸侧塞入楔形枕，达到消除脊柱侧弯和消除脊柱旋转的目的，让脊柱尽量处于三维状态下"直"的状态。

1 仰卧

❶ 先准备好仰卧姿势：通过楔形枕头，将脊柱"纠正"到尽可能直的状态，同时兼顾考虑 3 个生理曲度，即颈曲、胸曲和腰曲。膝盖屈曲立起来。

❷ 做一级至五级呼吸训练，同时定向发力到腰背部薄弱凹陷处。见图 4-9。

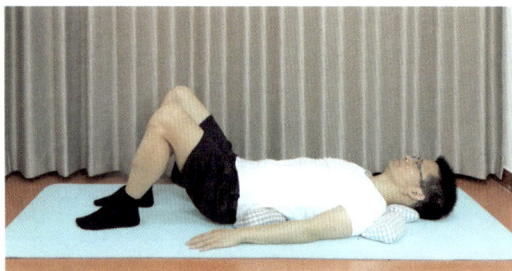

图 4-9　仰卧呼吸训练

2 侧卧

❶ 先准备好侧卧姿势：通过楔形枕头，将脊柱"纠正"到尽可能直的状态，同时兼顾考虑 3 个生理曲度，即颈曲、胸曲和腰曲。从侧面看，整个脊柱处于近似水平直线。

❷ 做一级至五级呼吸训练，同时定向发力到腰背部薄弱凹陷处。见图 4-10。

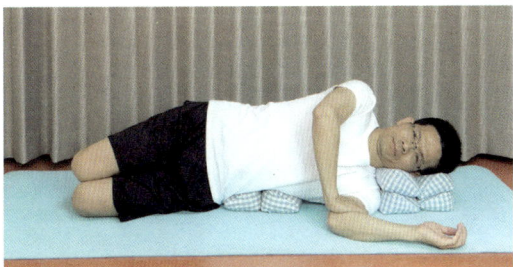

图 4-10　侧卧呼吸训练

3 坐位

❶ 先准备好坐姿：坐时，核心收紧，躯干直立，两肩放松，微收下颌，目视前方。此时椎间盘受到的压力最小，对侧弯的脊柱压力也最小。最佳的条件是，有腰靠的椅子，臀部尽量往里，贴着椅背，腰部贴着腰靠。两脚要能平放到地面，使膝盖同高或稍高于臀部。大腿和小腿夹角为 90°~100°。

患者需要调整脊柱状态，头往上顶，形成拉伸脊柱的感觉。

❷ 做一级至五级呼吸训练，同时定向发力到腰背部薄弱凹陷处。见图 4-11。

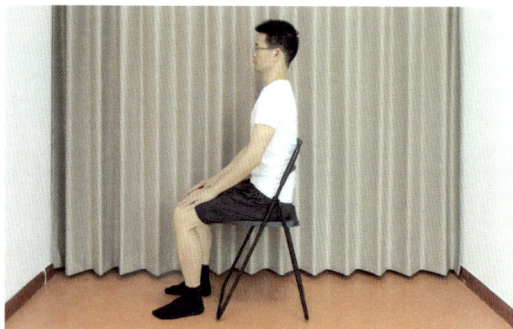

图 4-11 坐位呼吸训练

4 站位

❶ 先准备好站姿：站姿时，要求核心收紧，微夹臀部，全身处于直的状态，两肩放松，双臂自然下垂，微收下颌，目视前方。两脚与髋同宽，两脚脚掌、脚跟着地，脚尖往外打开 5°~10°，身体的重心处于两腿中间。

❷ 做一级至五级呼吸训练，同时定向发力到腰背部薄弱凹陷处。见图 4-12。

图 4-12 站位呼吸训练

?016

核心功能训练动作有什么？

1 卷腹

　　核心收紧后整体抬上半身，肩胛骨离地即可，颈椎不要用力。见图 4–13。连续抬起 3 次为 1 组，共 10 组。随着能力增加，可以增加每组的次数和增加组数。

　　【动作要领】在抬起上半身和放下上半身时，都需要核心收紧，感受上腹部发力。

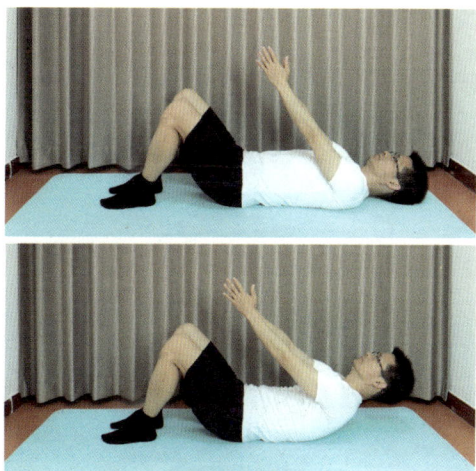

图 4–13　卷腹

2 仰卧抬腿

核心收紧，从双腿放平的状态慢慢抬起双腿，然后慢慢屈膝屈髋。抬起放下 3 次为 1 组，共 10 组。见图 4-14。

【动作要领】动作需要缓慢、匀速。腰部紧贴瑜伽垫，整个过程腰不能离开瑜伽垫。

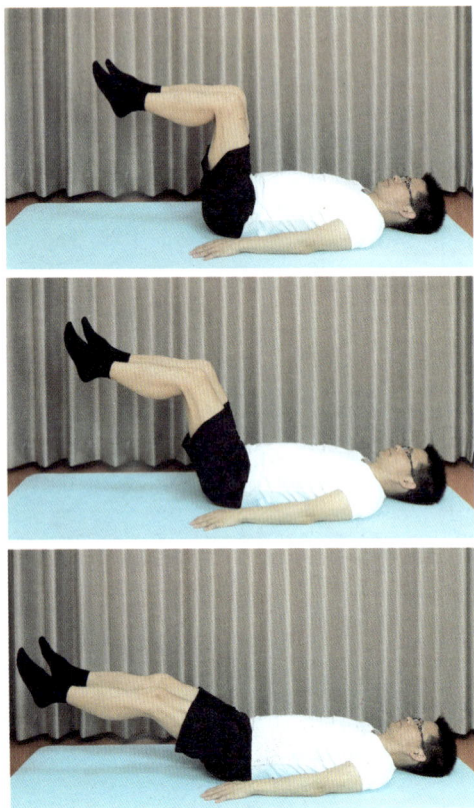

图 4-14　仰卧抬腿

3 臀桥

臀部抬起，膝、髋、躯干成一条直线。抬起后坚持 30s 为 1 组，共 6 组。见图 4–15。

【动作要领】核心收紧，两侧腰、两侧腹绷紧，夹紧臀部。

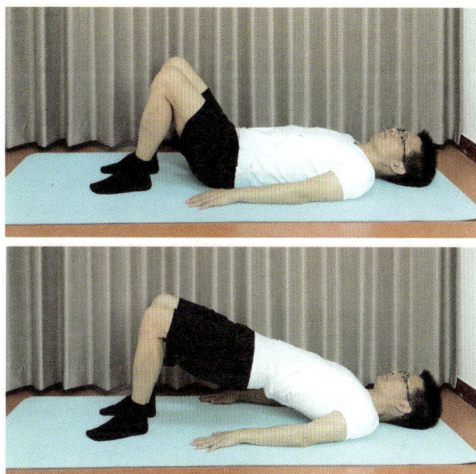

图 4–15　臀桥

4 死虫式

仰卧在瑜伽垫上，双手平直向上，双下肢屈髋、屈膝成 90°。对侧的手和脚慢慢放下，伸展接近水平位置，然后慢慢抬起成初试状态。放下抬起为 1 次，3 次为 1 组，共 10 组。见图 4–16。

【动作要领】核心收紧，确保腰部与瑜伽垫充分接触，避免腰椎前倾（拱起）。

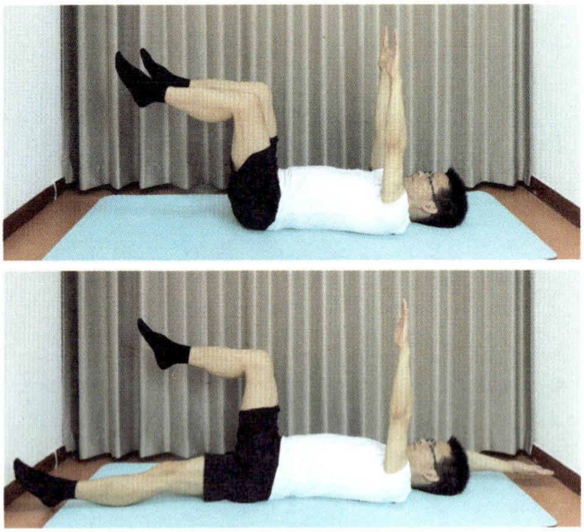

图 4-16　死虫式

5 侧桥

　　侧身将上手臂支撑在瑜伽垫上，双脚叠在一起，抬起臀部离开地面，从脚跟到头部形成一条直线，并保持头部与脊柱成一条直线。抬起后坚持 30s 为 1 组，共 6 组。见图 4-17。

　　【动作要领】核心收紧。身体成一条直线，脊柱中立位。

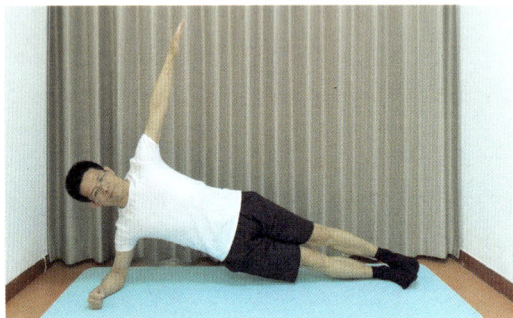

图 4-17　侧桥

6 平板支撑

在地板上呈俯卧姿势，用脚趾和前臂支撑体重，手臂成弯曲状，并置放在肩膀下，身体挺直，成一条直线。抬起后坚持 30s 为 1 组，共 3 组。见图 4-18。

【动作要领】躯干伸直，头部、肩部、背部、臀部和下肢保持在同一平面上，核心收紧，呼吸均匀。

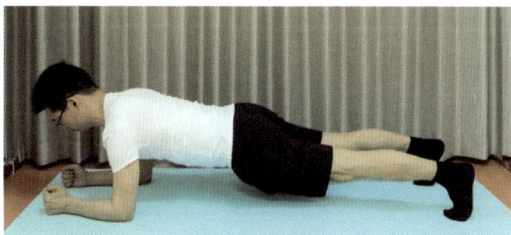

图 4-18　平板支撑

? 017

日常姿势怎么做？

1 坐

坐姿（图 4-19）同前"塑型呼吸训练动作有什么？"中的坐位姿势。

患者需要调整脊柱状态，头往上顶，形成拉伸脊柱的感觉。

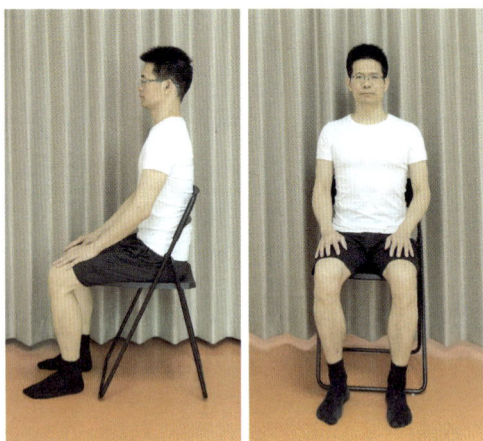

图 4-19　坐姿

2 卧

在床上休息时，建议患者以仰卧为主，床垫不能太硬也不能太软，枕头要撑住颈椎，保持颈椎生理曲度。卧姿见图 4-20。

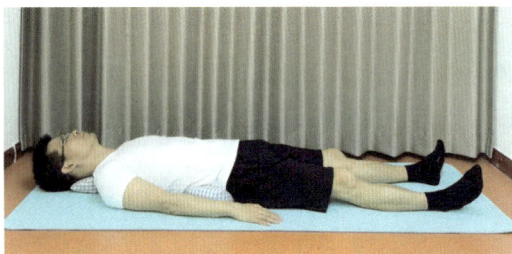

图 4-20　卧姿

3 立

站姿（图 4-21）同前"塑型呼吸训练动作有什么？"中的站姿。

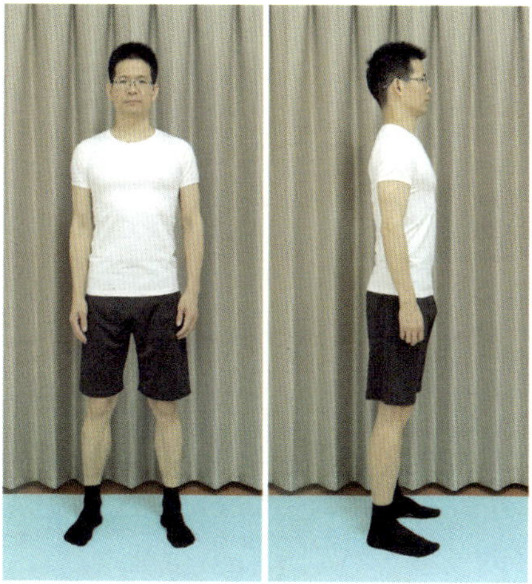

图 4-21　站姿

4 行

　　行即指步态。步态有多种多样，为了保护脊柱，启脊自正法采用任革学老师首先提出的降载步态。

　　（1）走路时加腹压，用右手触摸髂骨上的小腹，前后都要感受到有压力。加腹压后应能体会到胸廓被顶起的感觉。双手自然下垂。

　　（2）脚跟先着地，前脚掌落地后迅速将重心移到前脚掌，或者说全脚掌落地的时间尽量短，切换要尽量平稳。

　　（3）身体不要左右晃，不要上下窜。

　　（4）步行中肩膀放松，自然地和骨盆微幅对扭。

❓018

中医手法操作的基础动作有什么？

中医手法是指用手操作，按照一定的动作技巧，以力的形式作用于人体关节、肌肉或穴位，以达到祛除疼痛和恢复身体功能的一种方法。手法之力是柔和之力、是巧力，而非蛮力和暴力。手法动作技巧有别于日常生活中的按、拿、捏等动作。三维正脊手法专门针对脊柱侧弯，调整脊柱侧弯相关骨关节的结构，以达到关节复位、骨正筋柔、侧弯角度变小的效果。

中医手法是专业的操作，需在专业理论指导和老师带教下，经过长期实践，才能进行操作，否则容易对人体造成损害。下面的中医手法操作，只作为演示作用，不建议模仿操作。

1 骶髂关节复位手法

骶髂关节的复位手法多采用俯卧位操作。

【位置】骶髂关节。

【操作】一人压住脊柱侧弯患者骶髂关节，另一人牵同侧腿，反复牵拉，出现关节弹响或按压者感觉关节移动，即完成复位。骶髂关节复位手法演示见图4-22。

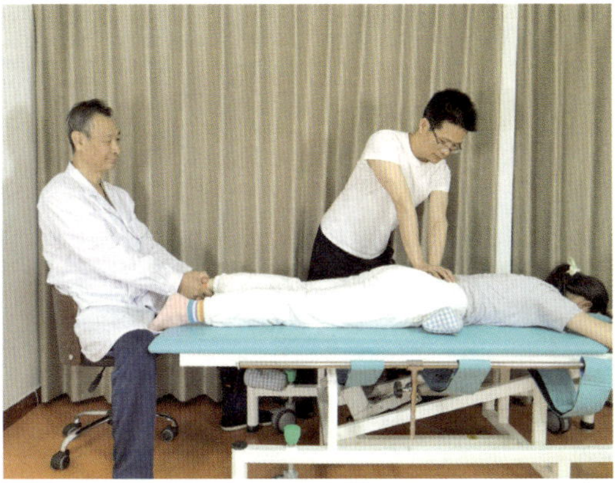

图 4-22　骶髂关节复位手法演示

2 腰段关节复位手法

腰段关节复位手法可以在多种体位下进行操作，例如坐位和卧位。坐位时，腰椎处于重力作用下，手法矫正之后，腰椎稳定性较好。

（1）坐位复位手法

【位置】腰段关节。

【特点】腰段的椎体以位移为主，旋转为辅。

【操作】坐位操作。着力点在椎体横突，施加与侧弯反向的旋转力，同时向凹侧推移。当关节弹响或感觉关节移动时，即完成复位。坐位腰段关节复位手法演示见图 4-23。

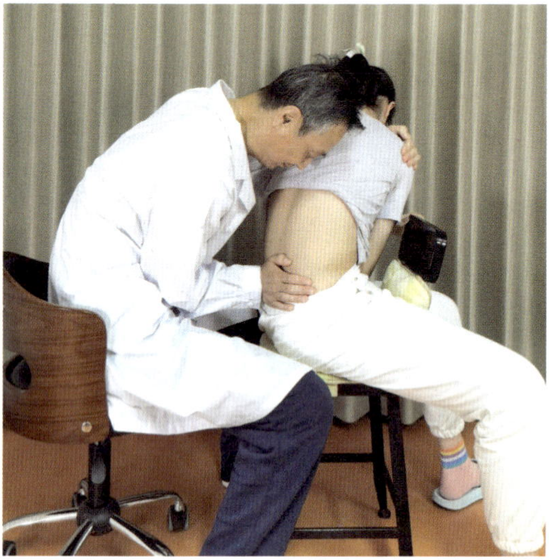

图 4-23　坐位腰段关节复位手法演示

（2）俯卧位复位手法

【位置】腰段关节。

【特点】腰段的椎体以位移为主，旋转为辅。

【操作】俯卧位操作。一人压住脊柱侧弯患者腰段凸侧椎体的椎弓根，另一人牵对侧腿，反复牵拉，出现关节弹响或按压者感觉关节移动，即完成复位。俯卧位腰段关节复位手法演示见图 4-24。

3 胸腰段关节复位手法

　　胸腰段关节的复位手法可以基于多种体位进行操作，例如坐位和卧位。坐位时，胸腰椎处于重力作用下，手法矫正之后，胸腰椎稳定性较好。

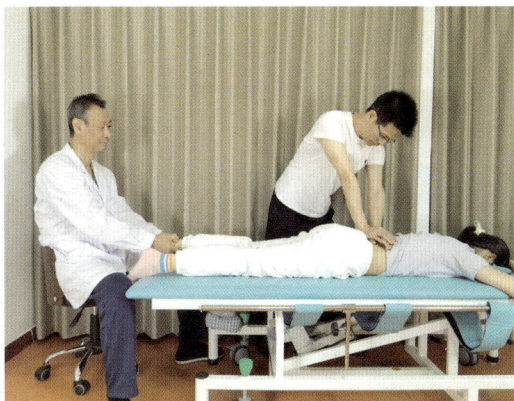

图 4-24　俯卧位腰段关节复位手法演示

（1）坐位复位手法

【位置】胸腰段关节。

【特点】胸腰段的椎体以旋转为主，移位为辅。

【操作】坐位操作。着力点在椎体横突，施加与侧弯反向的旋转力，同时向凹侧推移。当关节弹响或感觉关节移动时，即完成复位。坐位胸腰段关节复位手法演示见图 4-25。

（2）俯卧位复位手法

【位置】胸腰段关节。

【特点】胸腰段的椎体以旋转为主，移位为辅。

【操作】俯卧位操作。一人压住脊柱侧弯患者胸腰段凸侧的椎体横突，另一人牵对侧腿，反复牵拉，出现关节弹响或按压者感觉关节移动，即完成复位。俯卧位胸腰段关节复位手法演示见图 4-26。

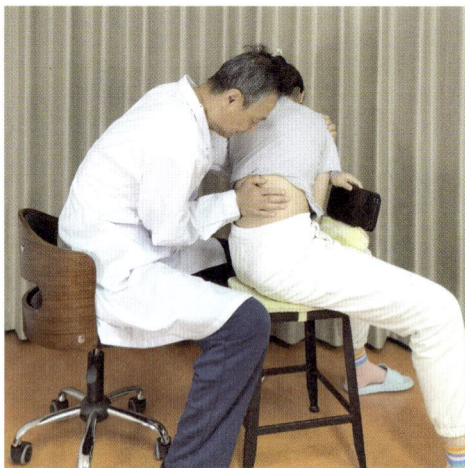

图 4-25　坐位胸腰段关节复位手法演示

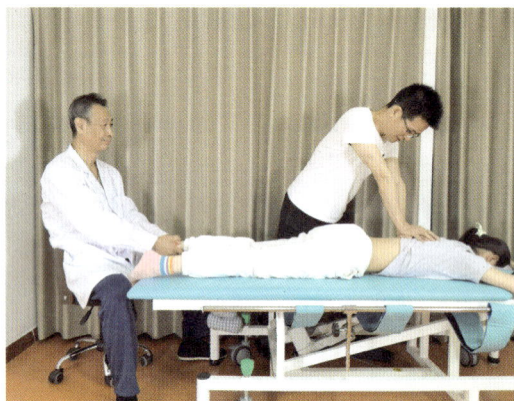

图 4-26　俯卧位胸腰段关节复位手法演示

4 胸段关节复位

【位置】胸段关节。

【特点】胸段的椎体旋转和移位同时发生。

【操作】坐位操作。着力点在横突，施加与侧弯反向的旋转力，同时向凹侧推移。当关节弹响或感觉关节移动时，即完成复位。坐位胸段关节复位手法演示见图 4-27。

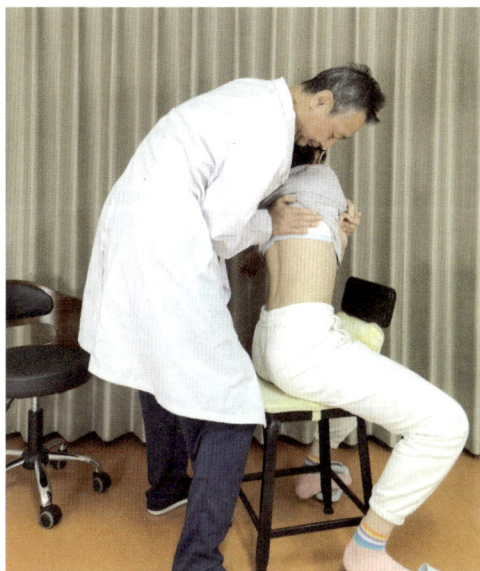

图 4-27　坐位胸段关节复位手法演示

5 颈段关节复位手法

【位置】颈段关节。

【特点】颈段的椎体旋转和移位同时发生。

【操作】坐位操作。着力点在横突，用肘托住脊柱侧弯患者的下颌，向上牵引同时向凹侧旋转推移。当关节弹响或感觉关节移动时，即完成复位。坐位颈段关节复位手法演示见图 4-28。

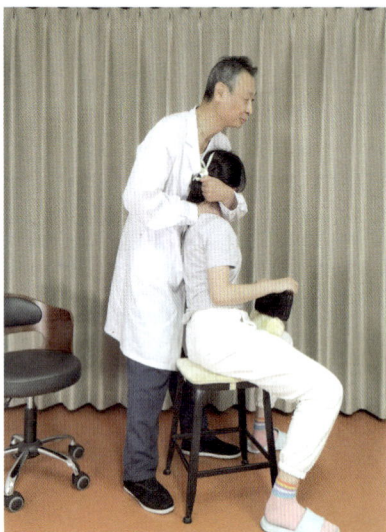

图 4-28　坐位颈段关节复位手法演示

6 如何处理异常足弓

以调整左侧足弓为例。

患者俯卧位，屈膝 90°，脚底朝天，术者站于患者左侧，双手置于患者左足跟及左前足，将患者左足底置于术者腹部，使其左前足外展，打开空间，轻轻拔伸，在这基础上内翻前足提升足弓，制造复位的方向和力。令患者下地走路，立刻有支撑感，恢复距下关节旋前（足低弓）。距下关节旋后（足高弓）同理，方向不同。

❓019

启脊自正法治疗脊柱侧弯有成功案例吗？

启脊自正法有许多成功案例，现在列举 2 个案例。

案例 1　14 岁男孩 Cobb 角由 32°改善为 6°

从图 4-29 至图 4-32 可以看出，14 岁男孩的脊柱状态明显改变。

❶ 胸腰椎段 Cobb 角由 32° 变化为 6°，改善 26°。

❷ 骨盆有改善。耻骨联合更对称了，髂骨也更对称了。

❸ 身体中心线变得更对称。

❹ 腰部肌肉更对称了，右侧凹陷基本消失。

❺ 身高由 170.7cm 变为 179.1cm，增加 8.4cm。肺活量由 2960ml 变为 4530ml，增加 1570ml。

之前　　　　　　1 年后

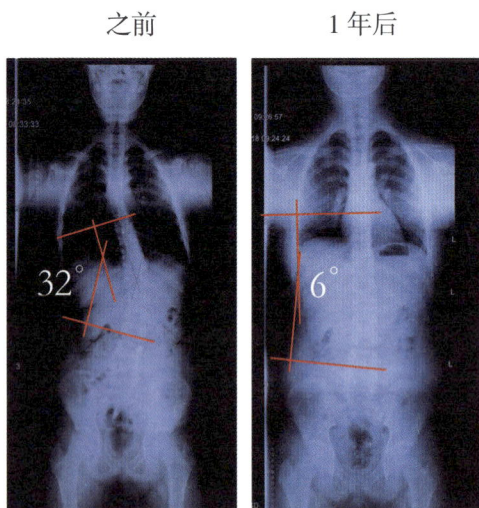

图 4-29　14 岁男孩正位 X 线片 Cobb 角对比图

之前　　　　　　1 年后

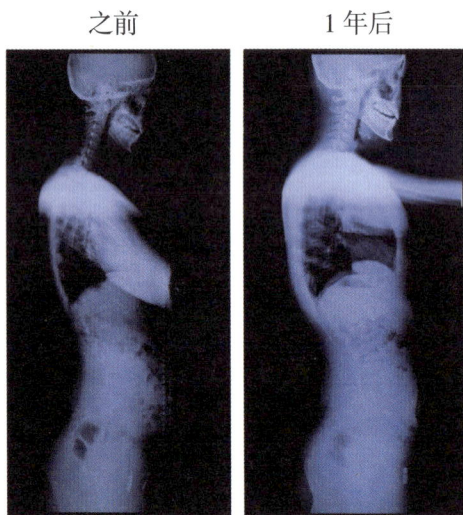

图 4-30　14 岁男孩侧位 X 线片对比图

之前　　　　　　　1 年后

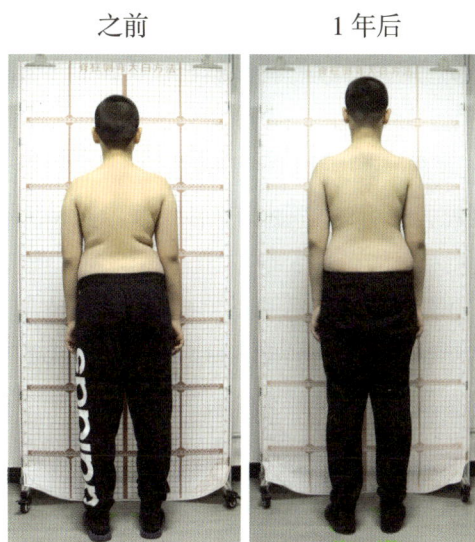

图 4-31　14 岁男孩背面对比图

之前　　　　　　　1 年后

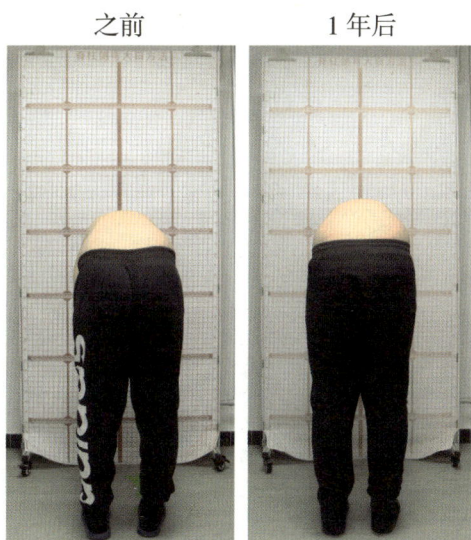

图 4-32　14 岁男孩前屈对比图

男孩 14 岁时发现脊柱侧弯，家长很焦虑，自责自己粗心，没有及时发现孩子身体的变化。家长很彷徨，不太了解脊柱侧弯这个病，也不知道去哪治疗和康复。幸亏家长的朋友介绍了启脊自正法，家长带患者十一假期接受治疗。次年十一假期重新拍了 X 线片，患者的 Cobb 角从 32° 改善为 6°，属于医学治愈。这使家长和患者感到振奋！

家长和患者都比较用心，前 3 个月每天训练打卡。患者比较听话，有改变自己身体的强烈愿望，主动性很好，慢慢形成了良好的训练习惯！就像刷牙洗脸不会成为负担，是因为养成了习惯。

14 岁患者取得了良好的脊柱侧弯矫正效果，是患者、家长和启脊自正法专家团队三方共同努力的成果。

案例 2　14 岁女孩 Cobb 角由 25°改善为 9°

从图 4-33 可以看出 14 岁女孩脊柱状态的改变。

❶ 胸腰椎段 Cobb 角由 25° 变化为 9°，改善 16°。

❷ 身体中心线变得更对称。

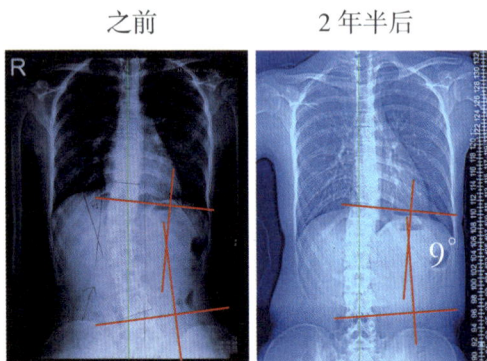

图 4-33　14 岁女孩正位 X 线片 Cobb 角对比图

❸ 身高由 157.4cm 变为 160.0cm，增加 2.6cm。肺活量由 2902ml 变为 3566ml，增加 664ml。

接受启脊自正法治疗的过程中，患者认真、主动。患者爸爸和妈妈都过来陪同。患者的父亲对患者身体健康的关注与执行堪称典范，他自己做了很多调研和研究，还经常找医生讨论脊柱侧弯的相关问题。患者很优秀、听话、有毅力，喜欢钢琴，钢琴 10 级。患者爸爸分析，可能是因为她长时间弹钢琴而体态又不太好造成了脊柱侧弯。

14 岁女孩每天坚持居家训练打卡，每天打卡会写下训练数据和训练感受。先相信后看见，还是先看见后相信？14 岁女孩和她的父母都是"先相信了，所以看见"。有了相信的力量，所以可以坚持不懈的执行。功夫不负有心人，训练有了效果。这也给了患者和家长带来了更大的信心。她的下一个目标是康复到 5° 以内。

采用保守方法治愈侧弯是很多脊柱侧弯患者的梦想。启脊自正法用真实案例给那些愿意相信保守方法而不想做手术的患者一个肯定的回答：保守方法是可能治愈脊柱侧弯的。

第五章
脊柱侧弯患者
的饮食调理

脊柱侧弯能用食疗方法预防治疗吗？

针对脊柱侧弯，应该补充什么营养元素？

有什么利于脊柱发育的食疗方推荐吗？

这些食疗方法治疗效果如何？

有什么药食同源的药物推荐吗？

……

❓001

脊柱侧弯能用食疗方法预防治疗吗？

针对不同程度的脊柱侧弯，不同食疗方法具有不同的疗效。脊柱侧弯是危害青少年和儿童的常见病，如果不及时发现和治疗，可能会发展成非常严重的畸形，影响心肺功能，甚至导致瘫痪等疾病的发生。因此，对于脊柱侧弯的治疗，应该尽早进行，并在专业医生的指导下进行综合治疗。

要明确一点，对于非常严重的脊柱侧弯，单纯的中药治疗可能没有显著效果，及时进行手术矫正是最佳选择。但是对于轻中度的脊柱侧弯、脊柱侧弯术后的康复阶段，中医食疗可以作为保守治疗方法之一。相较于佩戴支具、口服药物（如布洛芬缓释胶囊、洛芬待因片等镇痛药物）、使用石膏支具，食疗更便捷且非常有价值。

❓002

针对脊柱侧弯，应该补充什么营养元素？

脊柱骨骼生长是一个复杂的生理过程，需要多种营养素的协同作用。以下是一些对脊柱骨骼生长有利的营养元素。

（1）**富含钙的食物**　钙是构成骨骼的主要成分，因此从饮食中摄入足够的钙至关重要。常见饮食中的奶制品（如牛奶、酸奶、奶酪）、绿叶蔬菜（如菠菜、芥蓝、小白菜）、豆类（如黑豆、红豆）和坚果类（如杏仁）都是钙的良好来源，建议适量补充。

（2）**富含维生素 D 的食物**　维生素 D 有助于钙的吸收和利用。如果没有维生素 D_3 的协助，钙元素无法被有效地沉积到骨骼上，骨骼发育就会受到影响，进而影响脊柱发育，出现脊柱侧弯。富含维生素 D_3 的食物包括鱼类（如三文鱼、鲭鱼）、鱼肝油、蛋黄和某些榨取的食品（如橘汁和橙汁）。

（3）**富含磷的食物**　磷是骨骼和牙齿的重要成分之一，是构成骨骼的基石。肉类、鱼类、奶制品、坚果和豆类都是磷的良好来源，建议均衡肉类营养。

（4）**富含镁的食物**　镁参与脊柱骨骼的形成和代谢，是重要的微量元素。绿叶蔬菜、全谷物、坚果和黑巧克力都是镁的良好来源。

（5）**富含维生素 K 的食物**　维生素 K 对保持脊柱骨骼健康也很重要，因为它参与了骨钙素的活化。绿叶蔬菜、西兰花、花椰菜和油菜都是维生素 K 的良好来源。建议脊柱侧弯患儿补充部分绿叶蔬菜。

（6）**富含蛋白质的食物**　蛋白质是维持身体健康的重要营养成分之一。高质量的蛋白质来源包括肉类、鱼类、奶制品、豆类和坚果。对于正处于生长发育时期的青少年来说，及时地补充充足的蛋白质，有助于身体生长发育，预防脊柱侧弯的出现。

（7）**富含维生素 C 的食物**　维生素 C 有助于胶原蛋白的

合成，而胶原蛋白是骨骼的主要结构蛋白。柑橘类水果、草莓、西红柿和西兰花都是维生素 C 的良好来源，建议青少年多加进食。

注意：除了上述饮食之外，适量的运动，特别是负重运动和有氧运动，也对骨骼健康至关重要，有利于营养的消化吸收。

❓003

有什么利于脊柱发育的食疗方推荐吗？

下面介绍几种有利于脊柱发育，减少脊柱侧弯的中药食疗方案。

人参红枣粥

【原料】人参 3 克，粳米 50 克，红枣肉 15 克，白糖适量。

【制法】将粳米洗净入锅，加入适量水后，加入人参、红枣肉一同煮沸，放温食用，每日 1 次。

【作用】补气养血，有助于脊柱的健康发育。

【适用人群】针对脾胃虚弱的脊柱侧弯儿童，有很好的调补作用。

黄芪桂圆肉粥

【原料】黄芪 20 克，桂圆肉 20 克，粳米 50 克，白糖适量。

【制法】将粳米洗净入锅，加入适量水后，加入黄芪、桂圆肉一同煮沸，放温食用，每日 1 次。

【作用】补气养血，安神定志。

【适用人群】对于脊柱的生长和发育有促进作用，有助于脊柱发育迟缓患儿的生长发育。

山楂丹参粥

【原料】山楂 50 克，丹参 15 克，粳米 50 克，冰糖适量。

【制法】将粳米洗净入锅，加入适量水后，加入山楂、丹参一同煮沸，放温食用，每日 1 次。

【作用】消食化积，活血化瘀。

【适用人群】适用于脊柱侧弯后出现头颈酸胀、视物不清等症状的患者，也对颈椎病的治疗有辅助效果。还可以增强伴随有消化不良的脊柱侧弯患者的消化吸收能力，也能改善瘀血头痛的症状。

菊花葛根粥

【原料】菊花 15 克，葛根 50 克，粳米 50 克，冰糖适量。

【制法】将粳米洗净入锅，加入适量水后，加入菊花、葛根一同煮沸，放温食用，每日 1 次。

【作用】清肝明目，舒缓颈部肌肉紧张。

【适用人群】适用于脊柱侧弯伴随头晕眼花的患者，可以缓解脊柱疲劳，促进脊柱健康。

母鸡桑枝煲

【原料】老母鸡 1 只（约 500g），老桑枝 60g，盐适量。

【制法】将母鸡洗净切块入锅，加入适量水后，加入桑枝一同煮，出锅前加食盐少许，放温食用，每日 1 次。

【作用】滋补肝肾，疏风散寒，强壮筋骨。

【适用人群】适用于脊柱发育不良的脊柱侧弯患者。

> **小贴士** 💡
>
> 食疗方案虽然对脊柱发育有一定的促进作用，但并不能替代正规的医学治疗。如果脊柱存在严重影响健康的问题，建议及时就医，接受专业的诊断和治疗。同时，食疗方案也应根据个人的体质和健康状况进行调整，避免过量或不当食用。

?004

这些食疗方法治疗效果如何？

中医食疗确实在一定程度上具有科学依据，但使用时仍需有专业医师或者营养师进行指导，并结合个人情况进行调整。

首先，这些方药多数基于中医理论和传统经验，强调食物与药物相互搭配，以达到调理身体、促进健康的目的。

例如，人参、红枣、黄芪等中药材在中医理论中常被用于补气养血，增强身体免疫力，这对于脊柱的发育和整体健康都是有益的。同时，一些食材如山楂、丹参、菊花、葛根等，也因其特有的药理作用，如消食化积、活血化瘀、清肝明目等，被用于辅助治疗与脊柱相关的症状或疾病。

此外，母鸡桑枝煲的理论基础在于母鸡的滋补作用与桑枝的通经络、祛风除湿功效相结合，有助于改善气血运行不畅的状况，从而缓解脊柱相关的不适。

需要注意的是，虽然这些食疗方案具有一定的科学依据和实际效果，但它们并不能替代正规的医学治疗。对于脊柱的健康问题，尤其是严重的脊柱侧弯，仍需及时就医，接受专业的诊断和治疗。

此外，每个人的体质和健康状况都有所不同，因此在使用这些食疗方案时，应根据个人情况适量调整，避免过量或不当食用。最好在专业医师或营养师的指导下进行，以确保安全和有效。

?005

有什么药食同源的药物推荐吗？

通常具有补肝肾、强筋骨作用的药食同源的药材，都有利于脊柱健康。以下是一些常用于维持脊柱健康的中药材和食物。

（1）枸杞子　枸杞子具有滋补肝肾、明目、强壮筋骨的功效，可以泡水喝，也可以加入汤中或粥中食用。

（2）山药　山药有益气养阴、补肾涩精、强壮筋骨的作用，可以煮粥、煲汤或直接蒸熟食用。

（3）黑芝麻　黑芝麻有滋补肝肾、润燥通便、强壮筋骨的功效，可以做成芝麻糊、芝麻酱等。

（4）核桃　核桃有补肾益智、强筋壮骨的作用，可以作为零食食用，也可以加入汤或粥中。

（5）**黄精**　黄精有滋阴养血、补脾益肺、强壮筋骨的功效，通常用于煲汤或煮粥。

（6）**牛膝**　牛膝有活血化瘀、补肝肾、强筋骨的作用，常用于煲汤或煮药膳。

（7）**狗脊**　狗脊有补肝肾、强腰膝、坚筋骨的功效，通常用于煲汤或煮药膳。

（8）**杜仲**　杜仲有补肝肾、强筋骨、降血压的作用，可以用来泡茶或煲汤。

注意，在食用这些药食同源的食材时，应该根据自己的体质和健康状况选择，并在医师的指导下合理食用。

?006

在日常饮食方面，脊柱侧弯患者应该注意什么？

药食同源是中医的一大特色。除中药外，还可以从生活饮食方面入手，用于辅助治疗。中医认为肾主骨，脊柱侧弯与肾气不足有关。因此，建议食用一些能够益气补肾的食物，如黑芝麻、核桃、黑豆、山药等。对于脾肾阳虚的患者，可能会推荐一些温补性质的食物，如羊肉、鸡肉、南瓜、栗子等，以增强阳气，改善消化吸收功能。

同时，注意避免食用寒凉性质的食物，如冰淇淋、冷饮、生冷水果等。这些食物可能会影响气血运行，加重脊柱侧弯的症状。另外，均衡饮食对于维持身体健康至关重要。中医强调食物的五味（酸、苦、甘、辛、咸）应适量搭配，避免偏食。

第六章

八段锦与脊柱侧弯的预防与康复

八段锦是什么？

长期练习八段锦能否减缓脊柱侧弯的进展速度，

　　或改善侧弯的程度？

脊柱侧弯患者练习八段锦时有什么要领？

第一式"双手托天理三焦"的锻炼要点是什么，

　　有什么作用？

"双手托天理三焦"对脊柱侧弯的改善效果如何？

　　如何影响呼吸的？

……

中医导引相当于现代物理康复中的运动锻炼技术，其中八段锦是流传最广、最为有效的导引技术之一，在脊柱侧弯的运动康复及预防中具有重要的临床意义。

? 001

八段锦是什么？

八段锦是中国古代的气功功法，起源于北宋，流传至今已有800多年的历史。八段锦被视为一种"祛病健身，效果极好；编排精致，动作完美"的健身方法。它分为八段，每段一个动作，因此得名八段锦。明代高濂在其所著《遵生八笺》"八段锦导引法"中讲："子后午前做，造化合乾坤。循环次第转，八卦是良因。""锦"字，由"金""帛"组成，以表示其精美华贵。除此之外，"锦"字还可理解为单个导引术式的汇集，如丝锦那样连绵不断，是一套完整的健身方法。按照口诀，有8个动作。

双手托天理三焦，左右开弓似射雕。

调理脾胃须单举，五劳七伤往后瞧。

摇头摆尾去心火，两手攀足固肾腰，

攒拳怒目增力气，背后七颠百病消。

？002

长期练习八段锦能否减缓脊柱侧弯的进展速度，或改善侧弯的程度？

　　长期练习八段锦有可能减缓脊柱侧弯的进展速度，并有助于改善侧弯的程度。八段锦可以增强脊柱周围肌肉的力量和柔韧性，还能调节神经系统，对脊柱侧弯有一定的改善作用。然而，需要注意的是，八段锦并非专门治疗脊柱侧弯的方法，对于严重的脊柱侧弯，还需要结合其他医疗手段进行治疗。

？003

脊柱侧弯患者练习八段锦时有什么要领？

　　脊柱侧弯患者若想要达到很好的训练效果，需要做到以下几点。

1 松静自然

　　松静自然是练功的基本要领，也是最根本的法则。松，是指精神与形体两方面的放松。这里的"自然"决不能理解为"听其自然""任其自然"，而是指"道法自然"。

2 准确灵活

准确，主要是指练功时的姿势与方法要正确，合乎规格。灵活，是指练习时对动作幅度的大小、姿势的高低、用力的大小、练习的数量、意念的运用、呼吸的调整等，都要根据自身情况灵活掌握。

3 练养相兼

练，是指形体运动、呼吸调整与心理调节有机结合的锻炼过程。养，是指通过上述练习，身体出现轻松舒适、呼吸柔和、意守绵绵的静养状态。

4 循序渐进

只有经过一段时间和一定强度的练习，才能做到姿势逐渐工整，方法逐步准确，且动作的连贯性与控制能力得到提高，对动作要领的体会不断加深。

？004

第一式"双手托天理三焦"的锻炼要点是什么，有什么作用？

【锻炼要点】直立，两足分开，与肩同宽。两臂自然垂于身体两侧，然后徐徐自左右侧方上举至头顶，两手手指交叉，翻掌，掌心朝上如托天状，同时顺势踮脚，再将两臂放下复原，同时两脚跟轻轻着地。如此反复多遍。若配合呼吸，则上托时深吸气，复原时深呼气（图6-1、视频6）。

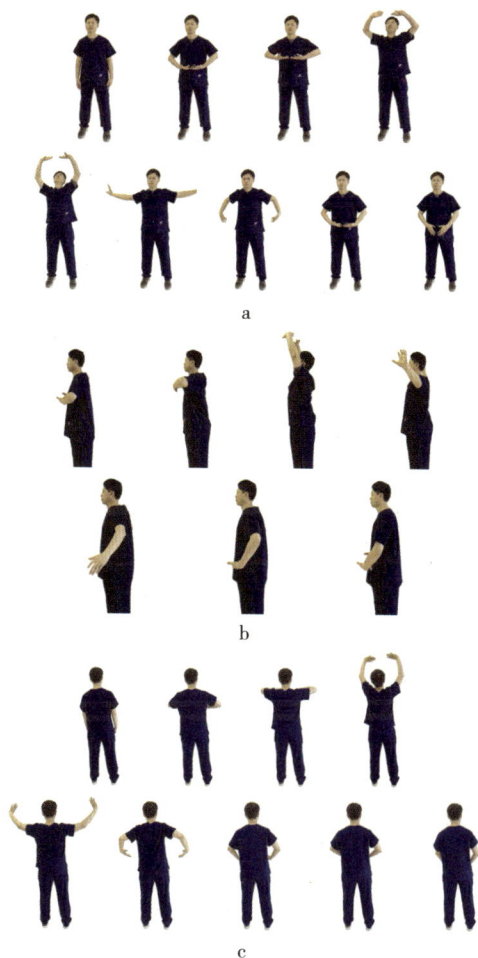

a

b

c

图6-1　双手托天理三焦

a.正面；b.侧面；c.背面

正面　　　　　侧面　　　　　背面

视频 6　双手托天理三焦

【作用】此法可调理脏腑功能，消除疲劳，滑利关节，伸展肢体和调理三焦，对腰背痛、背肌僵硬、颈椎病、眼疾、便秘、痔疮、腿部脉管炎、扁平足等有一定的防治作用。此式还是疏理气机、消食通便、固精补肾、强壮筋骨、解除疲劳等的极佳方法。

? 005

"双手托天理三焦"对脊柱侧弯的改善效果如何？如何影响呼吸的？

八段锦中"双手托天理三焦"一节对脊柱侧弯的改善效果最为显著。通过呼吸升降和手掌上托的动作，能够充分牵张松动肋骨和脊柱，重塑形体，改变呼吸模式，从而有助于改善脊柱侧弯。在练习"双手托天理三焦"时，吸气动作配合手掌上托，使得膈肌下降，胸腔膨胀，实现腹式呼吸。这有助于激活和锻炼参与呼吸的肌肉，进而改善呼吸模式。这里的三焦是指上中下三焦，上焦为胸腔主纳，中焦为腹腔主化，下焦为盆腔主泄。即上焦主呼吸，中焦主消化，下焦主排泄。它概括了人体内脏的全部。《难经·六十六难》载："脐下肾间动气者，人之生命也，十二经之根本也，故名曰原。三焦者，原之别使也，主通行三气，经历五脏六腑。原者，三焦之尊号也。"元气即人之生命，十二经之根本，通过三焦激发五脏六腑，无处不至，它是人体活动的原动力。因而对三焦进行调理，能起到防治各内脏有关疾病的作用。特别是对肠胃虚弱之人，效果尤佳。上举吸气时，胸腔位置提高，增大膈肌运动，通过 X 线透视观察发现，其较一般深呼吸可增大 1~3cm，从而加大呼吸深度，减小内脏对心肺的挤压，有利于静脉血回流心脏，使肺的功能充分发挥，大脑清醒，解除疲劳。另外，上举吸气，横膈下降，由于抬脚跟站立，自然使小腹内收，从而形成逆呼吸，使腹腔内脏得到充分自我按摩；呼气时上肢下落，膈肌向上松弛，腹肌亦同时松弛，此时腹压较一般深呼吸要低得多，改善了腹腔和盆腔内脏的血液循环。平时，人两手总是处于半握拳或握拳状态，双手交叉上托，使手的肌肉、骨骼、韧带等得以调理。

006

第二式"左右开弓似射雕"的锻炼要点是什么，有什么作用？

【锻炼要点】直立，左足跨出一大步，身体下蹲呈骑马式。两臂在胸前交叉，右臂在外，左臂在内，眼看左手，然后左手握拳，食指翘起向上，拇指伸直与食指呈八字撑开。接着左臂向左推出并伸直，头随之左转，眼看左手食指，同时右手握拳，展臂向右平拉做拉弓状。动作复原后左右互换，反复进行数次。如配合呼吸，则展臂及拉弓时吸气，复原时呼气（图6-2、视频7）。

【作用】此法通过扩胸伸臂可以增强胸肋部和肩臂部肌力，加强呼吸和血液循环，进而改善胸椎、颈部的血液循环。此法使胸肋部和肩臂部的骨骼肌肉得到锻炼和增强，有助于保持正确姿势，矫正两肩内收圆背等不良姿势。

正面

侧面

背面

视频 7　左右开弓似射雕

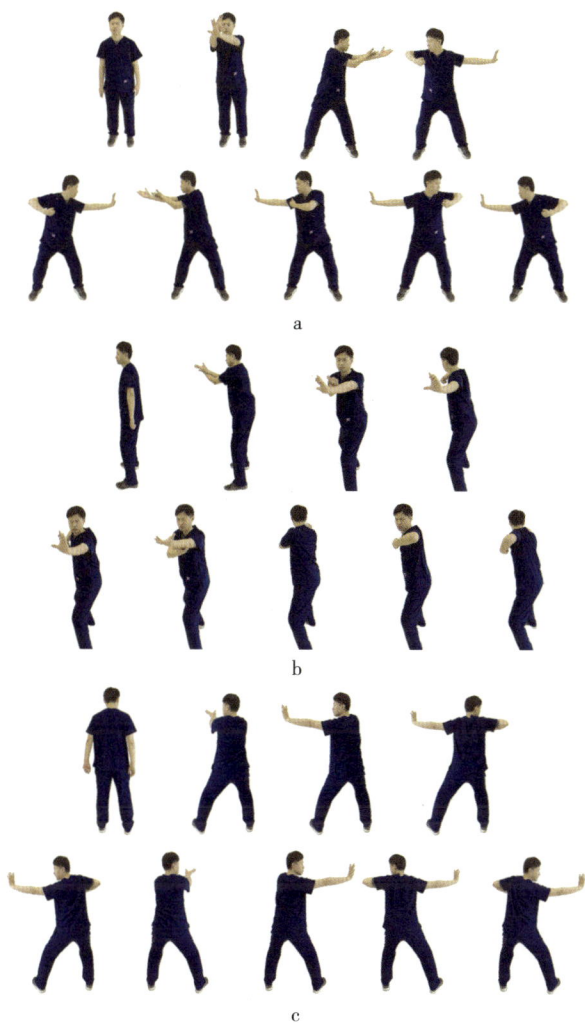

图 6-2 左右开弓似射雕
a. 正面；b. 侧面；c. 背面

007

"左右开弓如射雕"对脊柱侧弯有何作用？

通过"左右开弓如射雕"中的一撑一拉动作，可以使脊柱得以相对平移，纠正脊柱向撑手方向的侧凸，有助于改善脊柱侧弯的症状。这一动作重点是改善胸椎、颈部的血液循环，同时对上、中焦内各脏器尤其是对心肺给予节律性的按摩，因而增强了心肺功能。通过扩胸伸臂，使胸肋部和肩臂部的骨骼肌肉得到锻炼和增强，有助于保持正确姿势，矫正两肩内收圆背等不良姿势。脊柱侧弯患者的胸廓变形一直是影响脊柱侧弯恢复的一大难题，通过本式功法的练习，能够有效地恢复脊柱侧弯患者的胸廓弹性，改善呼吸模式，减轻脊柱侧弯的呼吸阻力，加速脊柱侧弯的修复。

008

第三式"调理脾胃须单举"的锻炼要点是什么，有什么作用？

【锻炼要点】直立，两足分开，与肩同宽。右手翻掌上举，五指并拢，掌心向上，指尖向右，同时左手下按，掌心向下，指尖向前。动作复原后，两手交替反复进行数次，如配合呼吸，则上举下按时吸气，复原时呼气（图6-3、视频8）。

【作用】此法有助于防治胃肠病，肝胆脾胃等内脏和肌肉受到协调性牵引，促进了胃肠蠕动，增强了消化功能，长期坚持练习，对上述脏器疾病有防治作用，也有利于胸廓的恢复。

正面

侧面

背面

视频8　调理脾胃须单举

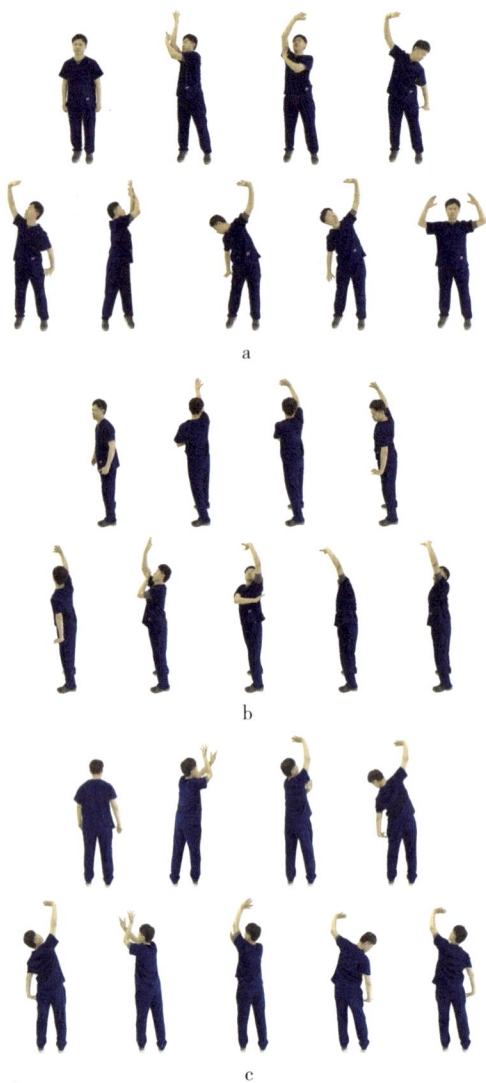

图 6-3 调理脾胃须单举
a.正面；b.侧面；c.背面

?009

"调理脾胃需单举"如何影响脊柱的运动模式?

在"调理脾胃需单举"一节中,通过一推一旋的动作,脊柱得到旋转侧倒的运动,有助于纠正向下手侧的侧凸伴旋转状态。这一动作主要作用于中焦,肢体伸展宜柔宜缓。由于两手交替一手上举一手下按,上下对拔拉长,使两侧内脏和肌肉受到协调性牵引,对肝胆脾胃等脏器疾病有防治作用。熟练后亦可配合呼吸。

?010

第四式"五劳七伤往后瞧"的锻炼要点是什么,有什么作用?

【锻炼要点】直立,两足分开,与肩同宽。两手掌心紧贴腿旁,然后头慢慢左顾右盼向后观望。如配合呼吸,则向后望时吸气,复原时呼气(图6-4、视频9)。

【作用】此法可消除疲劳,健脑安神,调整脏腑功能,防治颈肩酸痛、颈椎病、高血压、眼病,增强眼肌。练习时要精神愉快，面带笑容，笑自心内，配合动作，可防治五劳七伤。另外，此式不宜只做头颈部的拧转，要全脊柱甚至两大腿也参与拧转，只有这样才能促进五脏的健壮，对改善静脉血的回流有更大的效果，有利于脊柱侧旋转活动，改善脊柱的灵活性。

正面

侧面

背面

视频 9　五劳七伤往后瞧

a

b

c

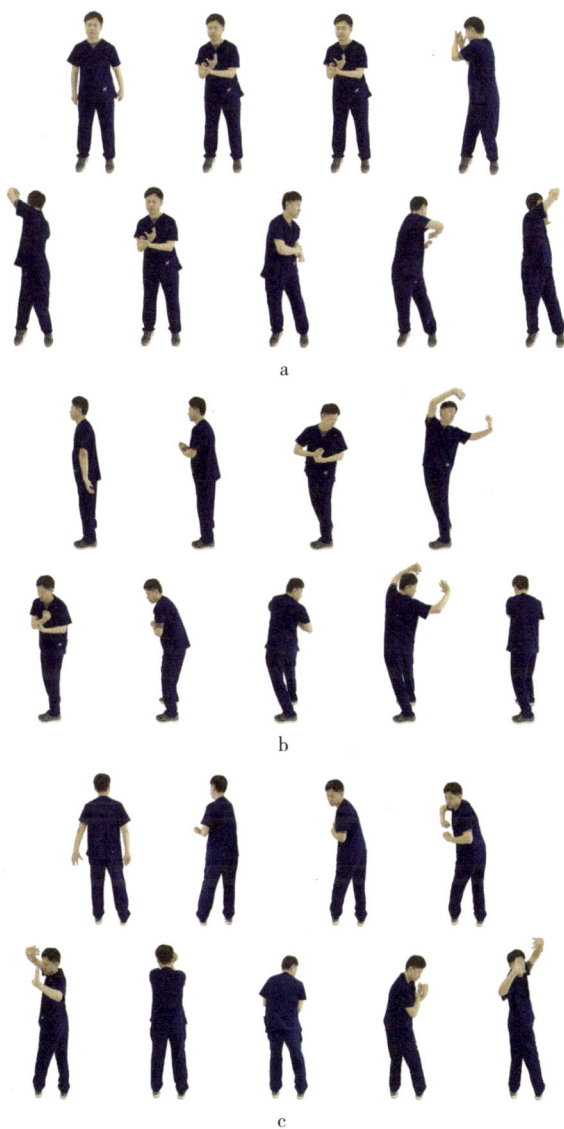

图6-4 五劳七伤往后瞧

a. 正面；b. 侧面；c. 背面

❓011

"五劳七伤往后瞧"对脊柱侧弯有何益处？

通过"五劳七伤往后瞧"中的转头和上肢扭转动作，可以纠正驼背和脊柱前屈，对颈段的旋转功能有明显的改善作用，对胸段的侧凸也有一定的纠正作用。五劳是指心、肝、脾、肺、肾因劳逸不当，活动失调而引起的损伤。七伤指喜、怒、思、忧、悲、恐、惊等情绪对内脏的伤害。由于精神活动持久地过度紧张，造成神经功能紊乱，气血失调，从而导致脏腑功能受损。该式动作实际上是一项全身性的运动，尤其是腰、头颈、眼球等的运动。由于头颈的反复拧转运动加强了颈部肌肉的伸缩能力，改善了头颈部的血液循环，有助于解除中枢神经系统的疲劳，增强和改善其功能。

❓012

第五式"摇头摆尾去心火"的锻炼要点是什么，有什么作用？

【锻炼要点】两足分开站立，相距约 3 个足底的长度，屈膝半蹲呈骑马式。两手张开，虎口向内，扶住大腿前部。头部及上身前俯，然后做圆环形转腰，转动数圈后再反方向转腰。在转腰的同时，适当摆动臀部。如配合呼吸，则在转腰时吸气，复原时呼气（图 6-5、视频 10）。

【作用】动作要保持逍遥自在，并延长呼气时间，消除交感神经的兴奋，以去心火。对腰颈关节、韧带和肌肉等亦起到一定的作用，并有助于任、督、冲三脉的运行。

正面　　　　侧面　　　　背面

视频 10　摇头摆尾去心火

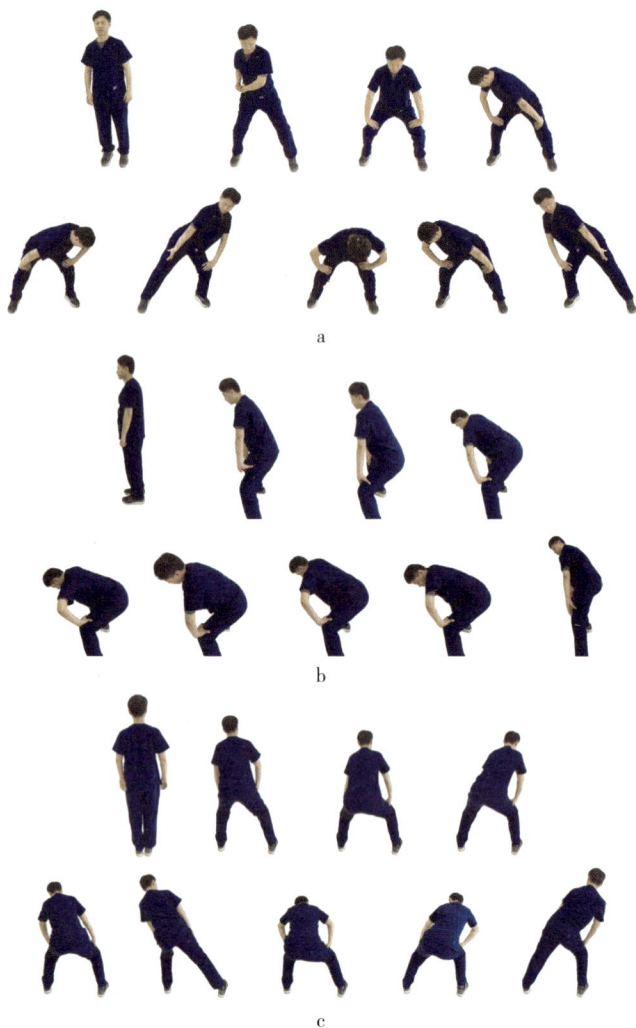

图 6-5　摇头摆尾去心火

a. 正面；b. 侧面；c. 背面

❓013

"摇头摆尾去心火"如何帮助脊柱侧弯修复？

此式动作除强调松，以解除紧张并使头脑清醒外，还强调静。俗谓：静以制躁。"心火"为虚火上炎，表现为烦躁不安的症状。此虚火宜在呼气时以双手叉腰动作为主，引气血下降，同时进行的俯身旋转动作，亦有降伏"心火"的作用。该式对腰颈关节、韧带和肌肉等亦起到一定的作用，并有助于任、督、冲三脉的运行。头与尾的对撑协调共轴运动，可以有效地拉伸脊柱，解除脊柱的旋转侧弯畸形。

❓014

第六式"双手攀足固肾腰"的锻炼要点是什么，有什么作用？

【锻炼要点】直立，并足，两膝挺伸、上身前俯，以两手攀握两足趾（如碰不到，不必勉强），头略昂起。然后恢复直立姿势，同时两手握拳，并抵于腰椎两侧，上身缓缓后仰，再恢复直立姿势。反复进行。本式采用自然呼吸（图6-6、视频11）。

【作用】此法可增强腰部及下腹部的力量，但原发性高血压病和动脉硬化患者，头部不宜垂得太低。长期坚持锻炼，有疏通带脉及任督二脉的作用，能强腰、壮肾、醒脑、明目，并使腰腹肌得到锻炼和加强。

正面 侧面 背面

视频 11　双手攀足固肾腰

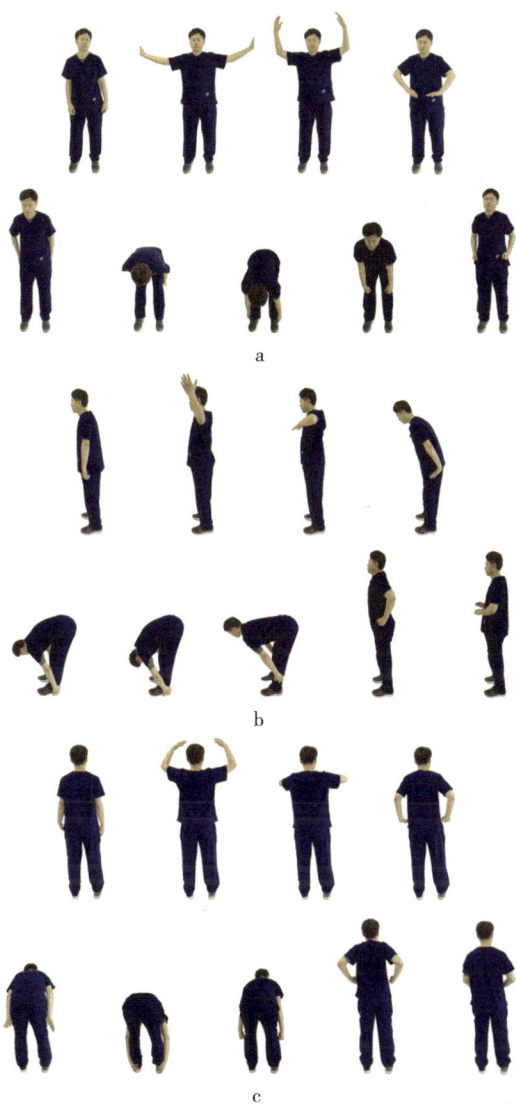

图 6-6 双手攀足固肾腰
a. 正面；b. 侧面；c. 背面

❓015

"双手攀足固肾腰"对脊柱侧弯有何益处?

"双手攀足固肾腰"是弯腰运动,主要运动腰部,也加强了腹部及各个内脏器官的活动,如肾、肾上腺、腹主动脉、下腔静脉等。中医认为,"肾为先天之本""藏精之脏"。肾是调节体液平衡的重要脏器。肾上腺是内分泌器官,与全身代谢功能有密切关系。腰又是腹腔神经节"腹脑"所在地。腰的节律性运动(前后俯仰)也改善了脑的血液循环,增强了神经系统的调节功能及各个组织脏器的生理功能。年老体弱者,俯身动作应逐渐加大,有较重的高血压和动脉硬化患者,俯身时头不宜过低。脊柱侧弯患者需要前屈后伸的不断激活恢复,才能让脊柱的灵活性得以提升。

❓016

第七式"攒拳怒目增气力"的锻炼要点是什么,有什么作用?

【锻炼要点】两腿分开屈膝呈骑马式,两手握拳放在腰旁,拳心向上。右拳向前方缓缓击出,右臂伸直,拳心向下,两眼睁大，向前虎视。然后收回右拳，击出左拳，左右交替进行。如配合呼吸，则击拳时呼气，收拳时吸气（图 6-7、视频 12）。

【作用】此法可促进血液循环，增强肌力；运动四肢、腰和眼肌；调畅全身气机，增强肺气；同时使大脑皮层和自主神经兴奋，有利于气血运行；并有增强全身筋骨和肌肉的作用。

正面　　侧面　　背面

视频 12　攒拳怒目增气力

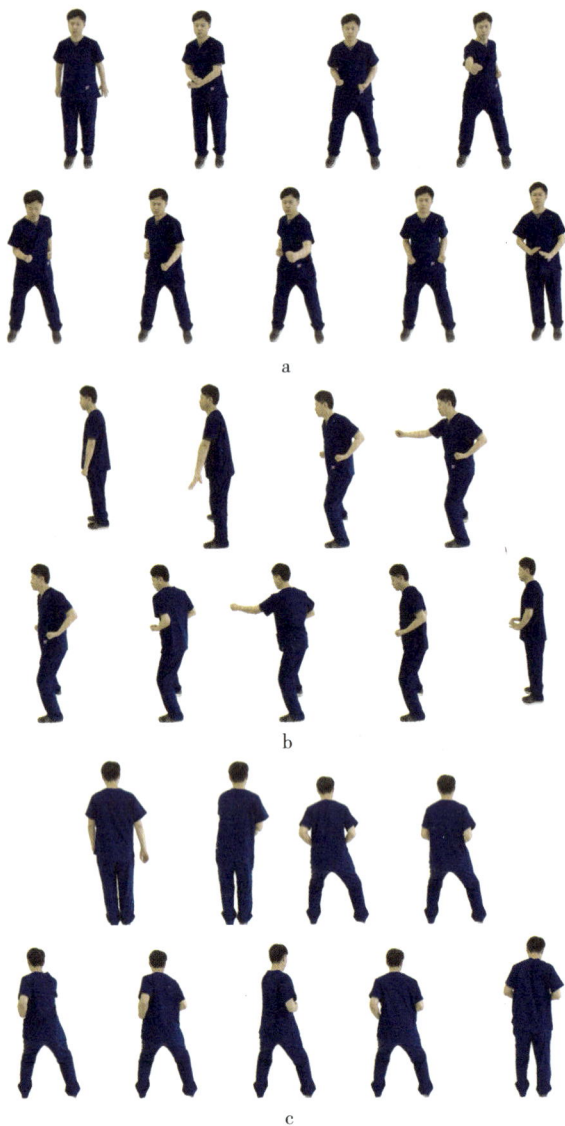

图 6-7　攒拳怒目增气力
a. 正面；b. 侧面；c. 背面

❓017

"攒拳怒目增气力"能够改善脊柱侧弯吗?

　　此式动作要求两拳握紧,两脚踇趾用力抓地,舒胸直颈,聚精会神,瞪眼怒目。此式主要运动四肢、腰和眼肌。根据个人体质、爱好、年龄与目的不同,练习时用力的大小也有所不同。其作用是调畅全身气机,增强肺气,同时使大脑皮层和自主神经兴奋,有利于气血运行,并有增强全身筋骨和肌肉的作用。而且本式动作要求站好马步桩,有利于下肢的力量增强,也有利于脊柱侧弯患者的下肢力线恢复。

❓018

第八式"背后七颠百病消"的锻炼要点是什么,有什么作用?

　　【锻炼要点】直立,并足,两掌紧贴腿侧,两膝伸直,足跟并拢提起,离地,同时昂首,做全身提举式。然后足跟轻轻着地复原。反复进行。如配合呼吸,则足跟提起时吸气,足跟着地时呼气(图6-8、视频13)。

　　【作用】此法可疏通背部经脉,调理脏腑。使椎骨及各个关节韧带得到锻炼，对各段椎骨的疾病和扁平足有防治作用。同时有利于脊髓液的循环和脊髓神经功能的增强，进而加强全身神经的调节作用。

正面　　　　　侧面　　　　　背面

视频 13　背后七颠百病消

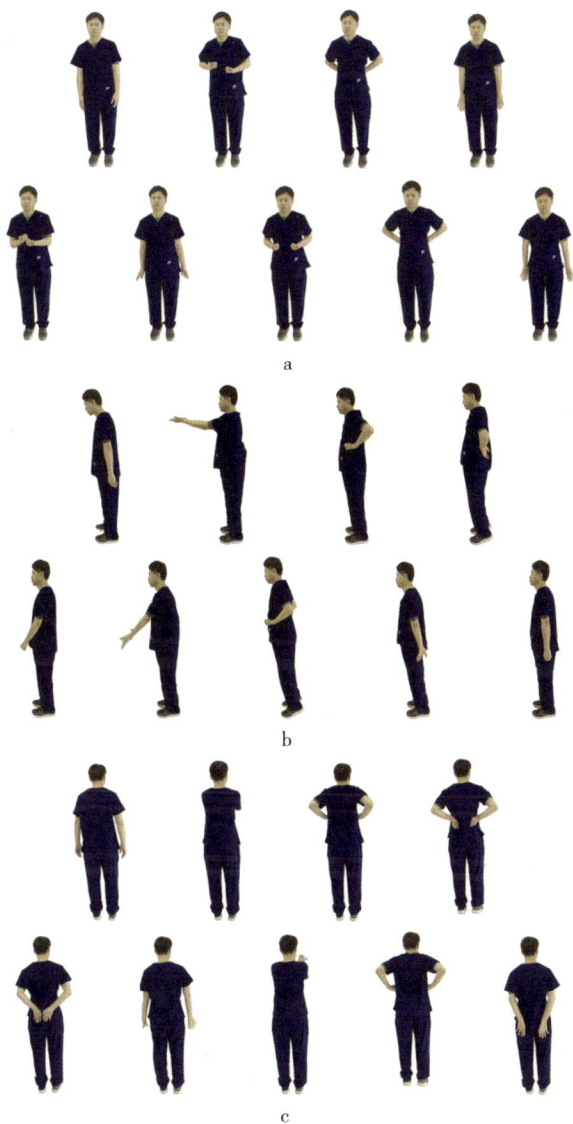

图 6-8　背后七颠百病消
a. 正面；b. 侧面；c. 背面

❓ 019

"背后七颠百病消"对脊柱侧弯有何益处？

背后七颠百病消通过肢体导引，吸气两臂自身侧上举过头，呼气下落，可放松全身，并将"浊气"自头向涌泉引之，排出体外。"浊气"是指所有紧张、污浊病气。古人谓之"排浊留清"或"去浊留清"。由于脚跟有节律的弹性运动，从而使椎骨及各个关节韧带得到锻炼，对各段椎骨的疾病和扁平足有防治作用。同时有利于脊髓液的循环和脊髓神经功能的增强，进而加强全身神经的调节作用。对于脊柱侧弯的患者来说，这样的抖动，可以有效提高脊柱周围肌群活力，改善对于脊柱的异常牵拉力。

将八式综合练习，能够全面锻炼脊柱周围的肌肉和筋膜，增强脊柱的稳定性和灵活性，从而整体改善脊柱侧弯的症状。

❓ 020

脊柱侧弯患者在练习八段锦的过程中，如何判断自己的姿势是否正确？对脊柱侧弯患者的心理状态（如焦虑、压力）是否有积极影响？

脊柱侧弯患者在练习时，应注意保持身体的平衡和稳定，避免过度扭曲或弯曲脊柱，可以通过观察镜子或请教专业教练来判断姿势是否正确。脊柱侧弯患者在练习八段锦的过程中，应定期接受医生的评估和指导，以确保练习的安全性和有效性。脊柱侧弯患者应根据自己的病情和身体状况，选择合适的八段锦动作和练习强度，逐步增加练习的难度和时间。八段锦的练习可以帮助脊柱侧弯患者放松身心，缓解焦虑和压力，提升整体的心理健康。

？021

脊柱侧弯患者在练习八段锦时，如果出现不适或疼痛，应该如何处理？有哪些注意事项和禁忌？

八段锦的练习有助于增强脊柱周围肌肉的力量和柔韧性，对于预防和纠正轻度的脊柱侧弯有一定的帮助。如果脊柱侧弯患者在练习八段锦时出现不适或疼痛，应立即停止练习，并咨询医生或专业人士。

脊柱侧弯患者在练习八段锦时，应注意保持正确的姿势，且保持注意力集中，注意身体的变化，避免过度用力或过度伸展。如果疼痛持续或加重，建议及时就医，以排除可能的并发症或加重因素。同时，对于病情严重或存在其他并发症的患者，应在医生的指导下进行练习。

?022

如何通过调整八段锦的动作幅度和频率来适应不同程度的脊柱侧弯？

　　脊柱侧弯患者可以根据自身的病情和身体状况，适当调整八段锦的动作幅度和频率。病情较轻的患者可以适当增加动作幅度和频率，而病情较重的患者则应选择较为柔和的动作，并控制练习的频率。八段锦注重呼吸的配合，通过深吸气和缓慢呼气来放松身体。这有助于改善脊柱侧弯患者的呼吸功能和呼吸模式，提高呼吸效率。

参考文献

［1］沈洪兵，齐秀英. 流行病学［M］. 北京：人民卫生出版社，2013.

［2］沈建雄. 综合性脊柱侧凸的诊断与治疗 2018 版［M］. 北京：人民卫生出版社，2018.

［3］朱飞龙，张明，吴宇，等. 青少年特发性脊柱侧弯患者足部姿势和步态特征的 3D 形态分析及生物力学评价［J］. 中国组织工程研究，2021，25（33）：5294–5300.

［4］蔡莉君，洪梅，荷叶萍. 中国青少年特发性脊柱侧凸发病现状研究进展［J］. 系统医学，2020，5（2），190–192.

［5］郑振耀，邱勇，唐盛平. 青少年特发性脊柱侧凸的病因［J］. 临床小儿外科杂志，2008（2）：2–6.

［6］王连成，杨强. 青少年特发性脊柱侧凸的评估与治疗［M］. 天津：天津科学技术出版社，2022.

［7］周顺成，杨乐，章斌，等. 成人骨性下颌偏斜与脊柱冠状面形态及躯干平衡性的相关性研究［J］. 中华口腔正畸学杂志，2011，18（2）：68–71.

［8］石世莹，颈椎与颞下颌关节功能紊乱综合征 50 例报告［J］. 颈腰痛杂志. 2000，21（4）：322–323.

［9］马鑫悦，张秀红，宋逸，等. 内蒙古地区 2019—2022 年中小学生脊柱侧弯与近视共患流行趋势及相关因素分析［J］. 中国学校卫生，2023，44（9）：1289–1293.

［10］陈睿，江婷. 颞下颌关节紊乱与颈椎功能紊乱的相互关系［J］. 国外医学口腔医学分册，2005，32（6）：480–481.

［11］庄乾宇. 青少年特发性脊柱侧凸的病因学研究现状和进展［J］.

中国骨与关节外科杂志, 2021, 14（5）: 337-343.

［12］吴优, 夏虹, 尹庆水. 青少年特发性脊柱侧凸的发病机制和临床治疗进展［J］. 实用医学杂志, 2011, 27（10）: 1894-1896.

［13］王渭君, 邱勇. 青少年特发性脊柱侧凸发病机制研究进展［J］. 中国矫形外科杂志, 2005, 13（5）: 380-382.

［14］曹斌豪, 王向阳, 陈熙棒. 青少年特发性脊柱侧凸患者上颈椎序列变化特点及各参数间的相关性［J］. 中国脊柱脊髓杂志, 2017, 27（2）: 130-135.

［15］汪飞, 佘瑞涛, 蔡其锐, 等. 青少年特发性脊柱侧凸症发病机制的研究进展［J］. 中国伤残医学, 2023, 31（9）: 89-94.

［16］储莉婷, 张凤云, 齐文娟, 等. 上海市中小学生脊柱侧弯筛查及影响因素分析［J］. 中国学校卫生, 2023, 44（8）: 1134-1139.

［17］沈植旻. 视觉反馈训练对青少年特发性脊柱侧凸患者平衡功能的影响［J］. 按摩与康复医学, 2015, 6（9）: 80-81.

［18］孙云芬, 郑志军, 孙丽娟, 等. 唐山市曹妃甸区中小学生脊柱弯曲异常与视力不良现况［J］. 河南预防医学杂志, 2021, 32（8）: 637-639.

［19］张献伟, 孙志颖, 刘忠慧, 等. 天津市中学生脊柱侧弯流行特征及影响因素分析［J］. 中国学校卫生, 2023, 44（1）: 115-118.

［20］曹彤禹, 王冰清, 章庆国. 小耳畸形与脊柱侧凸的病因学相关性研究进展［J］. 医学综述, 2018, 24（8）: 1488-1492.

［21］朱津博, 孙晨航, 王向阳, 等. 眼部疾病与青少年脊柱侧凸的病因学的相关性研究进展［J］. 中华骨科杂志, 2021, 41（5）: 322-329.

［22］董研, 王美青. 咬合与颈椎功能紊乱相关性的研究进展［J］. 口腔医学研究, 2023, 19（5）: 415-417.

［23］蔡莉君，洪梅，何叶萍．中国青少年脊柱侧凸发病现状研究进展［J］．系统医学，2020，5（2）：190-192.

［24］周文琪，罗小兵，何栩，等．动力链弱链接视域下的运动创伤"治未病"［J］．中国运动医学杂志，2014，33（9）：4.

［25］陈伯华，王岩．腰椎康复生物力学基础［J］．中华医学信息导报，2017，32（23）：15.

［26］孙安达．以中医理筋手法治疗颈椎病［J］．现代康复，1999，3（5）：1.

［27］武春发，康一央庭．图解中医骨伤名家手法精华丛书——伤筋［M］．北京：北京科学技术出版社，2005.

［28］葛长海．中医正骨手法［M］．北京：北京科学技术出版社，1988.

［29］高畅，徐阳，马海东．中医正骨推拿治疗青少年特发性脊柱侧弯的疗效观察［J］．当代医药论丛，2023，21（21）：131-134.

［30］詹红生．脊柱筋出槽骨错缝诊治技术概述［C］//第二届脊柱手法医学北京论坛．2012.

［31］刘强，李君，张军．"筋出槽、骨错缝"理论在脊柱源性疾病中的认识［J］．中国中医骨伤科杂志，2012，20（10）：2.

［32］莫灼锚，张人文，舒新农，等．脊柱"骨错缝，筋出槽"相关理论论述［J］．中国骨伤科杂志，2018，26（2）：3.

［33］李永军，陈展鹏，陈棉智，等．南少林理筋整脊手法治疗青少年特发性脊柱侧弯的临床疗效研究［J］．中医临床研究，2022，14（16）：4.

［34］罗演铮，吴超英．微调手法治疗颈椎病旋转式错位的临床研究［J］．中国中医骨伤科杂志，2005，13（6）：18-21.

［35］朱其广，刘特熹，郑晓斌．卧位手法牵顿治疗神经根型颈椎

病 72 例［C］//第四届中国整脊学学术交流大会论文集，2008.

［36］席智杰，梁倩倩，施杞，等. 施氏脊柱平衡手法——整颈三步九法［C］//第四届中国整脊学学术交流大会. 2008.

［37］王金磊. 反悬吊牵引、推拿整脊手法配合运动疗法治疗轻度青少年脊柱侧凸临床研究［J］. 新中医，2015，47（3）：3.

［38］国家体育总局健身气功管理中心. 健身气功［M］. 北京：人民体育出版社，2005.

后记

青少年特发性脊柱侧弯的发病比较隐匿且大多进展缓慢，许多孩子都是在发病多年之后才会被发现。一旦发现，家长和孩子往往都会产生极度恐慌，上网寻求各种帮助。但是，良莠不齐甚或相互矛盾的网络信息往往令患者及亲属不知所措，导致胡乱投医的情况比比皆是。正是源于这一背景，促使郭伟博士联合一众中西医临床精英写成了这本小册子。

我的学生郭伟博士自20多年前从海军军医大学（原解放军第二军医大学）毕业以后，一直在我身边学习和工作。在此期间，他还获取了中国中医科学院的骨伤硕士和博士学位。特殊的医学教育背景使他对中西医结合的领悟超乎常人，尤其在脊柱手法治疗领域颇有建树。近十年来，他深耕脊柱侧弯的保守治疗，在国内专业学术领域已获得广泛的学术认可。在这本由他领衔撰写的小册里，可以部分地展示他的专业水准和能力。

在仔细阅读本书所有篇幅的每个细节过程中，我能体会到郭伟博士及合作者们的专业素养，也能感受到各位专家在自身专业领域中的丰富经验和高瞻视野，更能领悟到医者仁心的精诚奉献。本书以通俗的形式和风格来解答十分枯燥的专业问题，既可以迅即精准地获得所关切的问题要点，也可以逐行领悟有关脊柱侧弯诊疗的系统知识；既可以让普通患者从不同角度获得专业帮助，也可以让临床医生从专科角度得到视野拓展。

为了让读者了解目前国内外十分流行的脊柱侧弯运动疗法，在本书中精选介绍了其中一种受到患者肯定的启脊自正法。读者可借此管窥这类运动疗法的临床意义。另外，我国传统中医最为著名的导引锻炼——八段锦也在书中给予了介绍，揭示了其在脊柱侧弯的康复及预防方面的重要作用。

虽然这不是一本面面俱到的专科巨著，但各位专家的躬身奉献和求实精神足以满足患者和读者的各种需求！

赵　平

2025 年 3 月